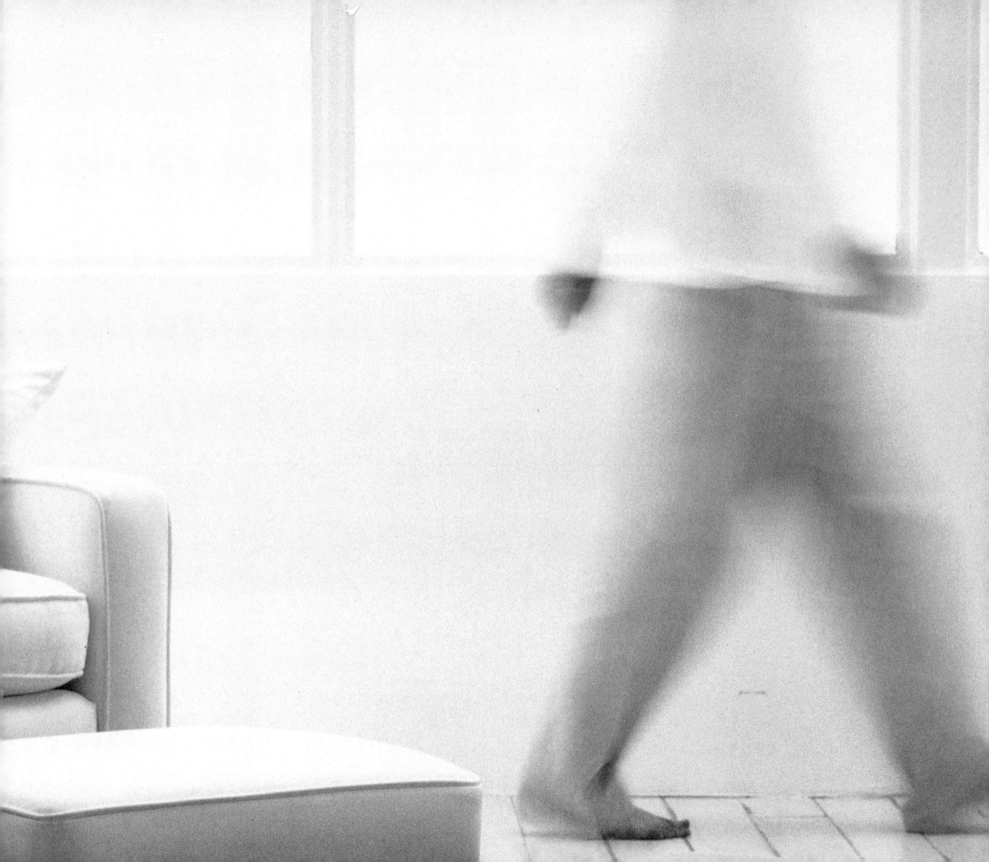

LORNA LEE MALCOLM

EL ARTE DE VIVIR CON SALUD

EJERCICIOS · ALIMENTACIÓN · ESTILO DE VIDA

VERGARA
GRUPO ZETA **Z**

Barcelona · Bogotá · Buenos Aires · Caracas · Madrid · México D.F. · Montevideo · Quito · Santiago de Chile

Para Winston, Darren, Michael, Patrick y Nick, hombres adultos a los que amo. Para Louise, Sonji y Denise, las mujeres a las que quiero. Para Conrad, Alexander, Zakari y Theodore, mis cuatro maravillosos sobrinos, que me colman de amor, inspiración y risas. Para mi familia.

Título original: *Health Style*
Autor: Lorna Lee Malcolm
Traducción: Cristina Martín

Publicado por primera vez en el Reino Unido e Irlanda en 2001 por Duncan Baird Publishers
Sixth Floor, Castle House
75-76 Wells Street, London W1P 3RE

© 2001, Duncan Baird Publishers
© del texto: 2001, Duncan Baird Publishers
© de la traducción: 2003, Ediciones B, S.A., en español para todo el mundo
  Bailén, 84 – 08009 Barcelona (España)
  www.edicionesb.com

Créditos fotográficos cubierta: Neo Vision/Photonica; Brigitte Lambert/Imagebank; contracubierta (de arriba abajo): Matthew Ward; Ericka McConnell/Telegraph Colour Library; Victoria Pearson/Tony Stone; Koichi Saito/Photonica; Charles y Josette Lenars/Corbis; fotografías de interior: *véase* pág. 164

Impreso en Singapur – Printed in Singapore
1.ª edición: febrero, 2003
ISBN: 84-666-1030-8

Ésta es una coedición de Ediciones B, S.A., y Ediciones B Argentina, S.A., con Duncan Baird Publishers para el sello Javier Vergara Editor

Nota del editor

Antes de seguir los consejos o ejercicios contenidos en este libro, le recomendamos que consulte a su médico en caso de ser necesario, sobre todo si sufre usted algún problema de salud o enfermedad especial. Los editores, la autora y el fotógrafo no se responsabilizan de posibles lesiones sufridas a consecuencia de la realización de los ejercicios que figuran en este libro, ni del empleo de cualquiera de los métodos terapéuticos descritos o mencionados en el mismo.

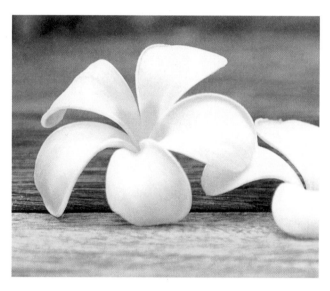

«Armonía en el comer y el descansar, en el dormir
y el caminar; perfección en todo lo que hagas. Ése es
el camino que conduce a la paz.» Bhagavad Gita

SUMARIO

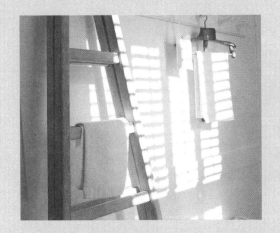
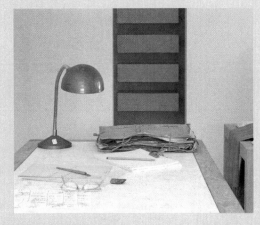
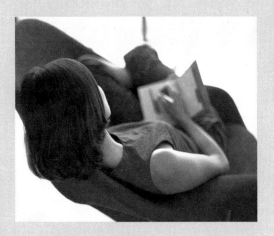

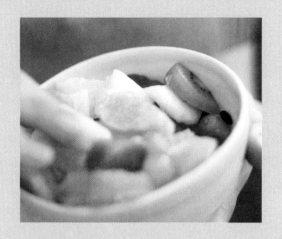
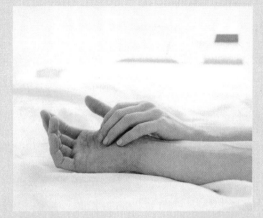
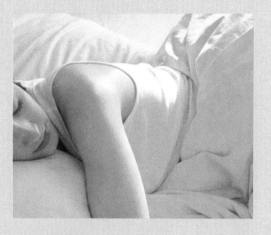

CÓMO USAR ESTE LIBRO

El propósito de *El arte de vivir con salud* es sencillo: ayudarte a que tu día a día sea estupendo. Pero los consejos que se ofrecen en este libro tal vez te permitan lograr mucho más que eso. Pueden mostrarte cómo aumentar tu bienestar y tu salud física y emocional, aportando orden y control a tu vida para que disfrutes de un modo pleno y saludable de vivir.

El punto fuerte radica en las prácticas. En este libro encontrarás toda una serie de técnicas sencillas —pero efectivas— que puedes realizar en casa. La mayor parte de la información proviene de disciplinas y terapias propias de la tradición oriental, como el yoga, el tai-chi y la acupresión. Son métodos centenarios destinados a mejorar la salud, apaciguar la mente, relajar el cuerpo, adentrarse en nuestra naturaleza interior y alinear mente, cuerpo y espíritu. Todos ellos han sido adaptados al actual estilo de vida occidental.

El arte de vivir con salud está dividido en seis capítulos, cada uno de los cuales representa un aspecto concreto de un día cualquiera. El primer capítulo, «Despertarse», explica cómo dar comienzo a la jornada con optimismo y tranquilidad y cómo prepararse para el día que tenemos por delante. El capítulo 2, «Trabajar», ayuda a afrontar el trabajo de manera productiva y a superar problemas tales como la falta de concentración, el estrés y la tensión muscular. El capítulo 3, «Relajarse», se centra en el arte de la relajación mental, física y espiritual. El capítulo 4, «Comer y beber», enseña a mejorar la salud y el bienestar mediante la dieta. El capítulo 5, «Amar», aborda las relaciones de pareja y el modo de mejorarlas gracias al contacto físico, los masajes y la manifestación de sentimientos de amor y compasión. El último capítulo, «Dormir», nos enseña a dejar atrás poco a poco la actividad de la jornada y a preparar nuestra mente y nuestro cuerpo para un descanso profundo y reparador.

A lo largo del libro se intercalan varias dobles páginas especiales, de papel traslúcido superpuesto, diseñadas para generar un estado de ánimo singular. Dichas páginas contienen series ilustradas de ejercicios o posturas que permiten alcanzar un objetivo concreto.

Todos los ejercicios que aparecen en *El arte de vivir con salud* son sencillos y seguros, y no deberían causar dolor ni tensión física. Si tienes algún problema crónico de salud, como un trastorno cardíaco, de pulmón, columna o articulaciones, consulta a tu médico o a un especialista antes de llevar a cabo estos ejercicios.

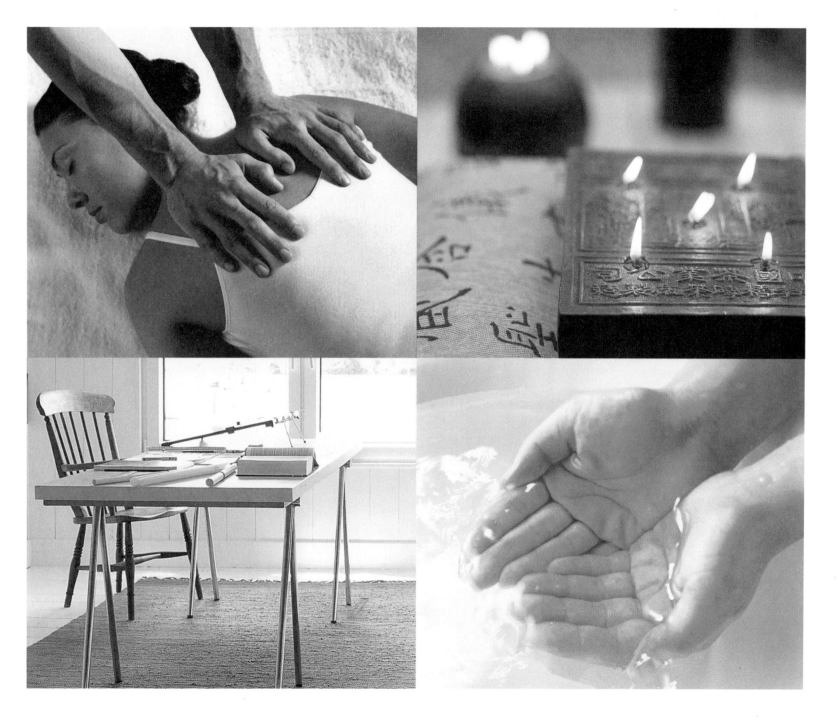

INTRODUCCIÓN

Hola. Tengo tres sinceros deseos para ti. El primero de ellos es que el estilo y el contenido de este libro te estimulen a reflexionar acerca de tu vida. Con demasiada frecuencia, sumidos en el frenético mundo actual, no nos damos tiempo para reflexionar, por el contrario, permitimos que nuestra mente y nuestros sentimientos se separen de nuestro ser físico. Echamos muchas cosas de menos porque no somos conscientes del momento en que vivimos. Sin que nos demos cuenta, el tiempo avanza sin descanso y nosotros no podemos sino preguntarnos dónde habrá ido a parar. El hecho de tener que combinar los muchos aspectos de nuestra jornada, de sufrir un constante incremento de estrés, unido al hecho de dejar poco tiempo para nosotros mismos, puede mermar nuestra calidad de vida.

Al vivir de manera reactiva, no nos concedemos el tiempo suficiente para ser participantes conscientes y disfrutar de nuestras experiencias con plenitud. Perdemos la conexión con nuestro yo interior e intentamos llegar a un punto determinado en lugar de disfrutar del viaje. Espero que este libro sirva para destacar lo importante que es cambiar nuestro estilo de vida e introducir prácticas saludables en nuestro día a día.

Yo te pediría que, mientras leas este libro, reflexiones sobre todos los aspectos relativos a tu vida, y también sobre ti mismo y sobre quién eres. ¿Conoces realmente la causa de tus tensiones? ¿Sabes mantener un equilibrio entre el trabajo, la familia y la vida social? Una vida equilibrada no consiste en dedicar la misma cantidad de tiempo a todo, sino la que resulte adecuada para ti, considerando todos los elementos que conforman tu mundo.

Mi segundo deseo es que después de haberte tomado tiempo para reflexionar, pases a la acción e intentes cambiar aquello que deseas cambiar. Me pondré a mí misma como ejemplo. Durante nueve años trabajé como abogada, y casi al final de dicho período de tiempo, descubrí que aquel trabajo ya no me satisfacía. Trabajaba con gente con la que no tenía nada en común y en un edificio que, por su diseño y su falta de luz natural, me deprimía cada vez que entraba en él. Algunos días, la situación era hasta tal punto desagradable que me levantaba de la cama, me arreglaba, me iba a trabajar e inmediatamente tomaba el autobús de vuelta a casa y caía enferma.

Sabía que no podía continuar así, lo que me llevó a detenerme y evaluar mi vida. Decidí que, a pesar del dinero que estaba ganando, necesitaba algo más: un cambio de entorno laboral. Necesitaba avanzar, hacer algo que me gustase. Decidí convertir lo que siempre había sido mi afición en mi profesión. Ahora doy conferencias, formo a otros instructores, trabajo como asesora para Reebok, escribo y doy clases todas las semanas. Después de analizarlo todo, me lancé de cabeza y no me arrepiento de haberlo hecho.

Lo que me lleva al último de mis deseos. A menudo oímos decir que «la vida no es un ensayo» y que «en este mundo sólo se tiene una oportunidad». Aunque se crea en la reencarnación, hay que vivir la vida con total plenitud. Tener buena salud, tanto física como mental, no puede sino contribuir a ello. Vivir la vida con plenitud ha de conllevar un estado expresivo y feliz, junto a la serenidad de espíritu y el saber reconocer la importancia del amor. La felicidad parte del hecho de tener una actitud y un enfoque positivos, de ver los problemas como retos en lugar de como obstáculos. La serenidad espiritual debe fluir del hecho de saber quiénes somos, para qué nos esforzamos y qué es lo que nos gustaría conseguir, y también del ser conscientes, y estar dispuestos a disfrutar, del camino que estamos recorriendo. Al ser consciente y valorar más la vida, espero que no tengas ganas ya de perder tiempo y energía albergando rencores y malos sentimientos hacia los demás.

Permíteme que te sugiera que utilices este libro como referencia y que releas ciertos capítulos cuando el contenido de los mismos resulte adecuado para determinados momentos, situaciones o emociones. Úsalo para cargar tus baterías y para recordarte, de vez en cuando, algún compromiso contraído contigo mismo y con el estilo de vida que has escogido. ¡Feliz lectura y felices vivencias!

Lorna

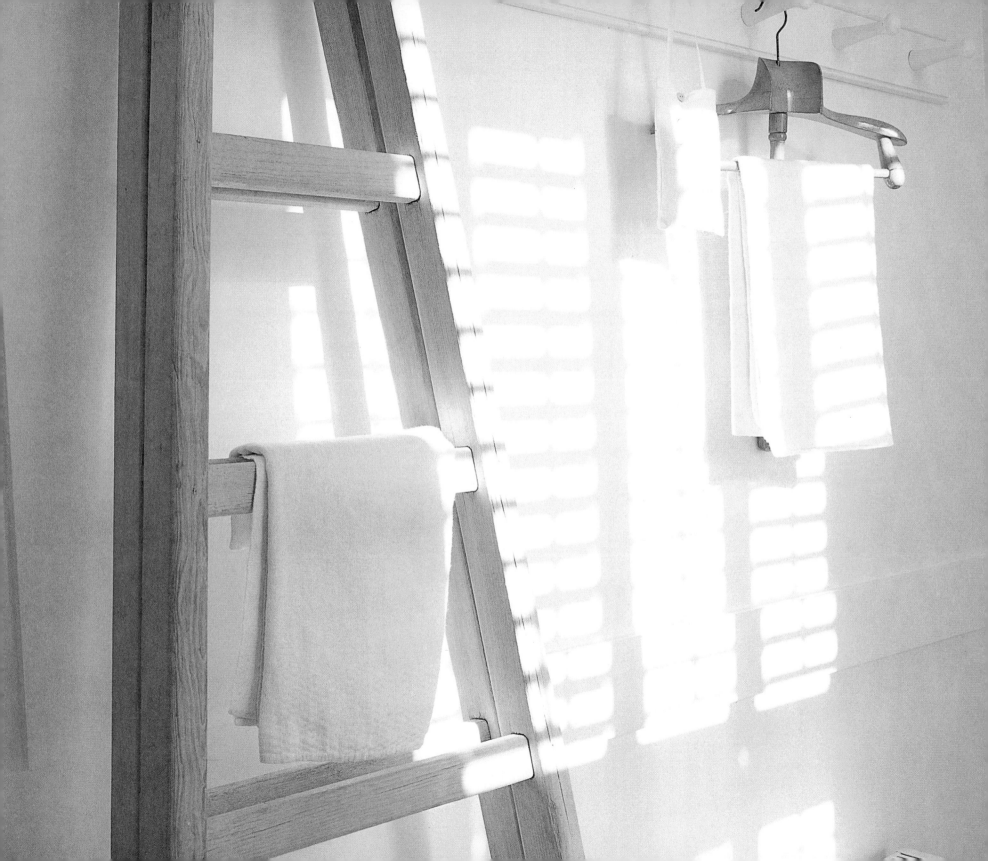

DESPERTARSE

Tu estado de ánimo por la mañana puede influir poderosamente en el modo en que va a desarrollarse el resto del día. Si te sientes vigoroso y con una actitud positiva, dichos sentimientos impregnarán toda la jornada y te ayudarán a hacer frente a los contratiempos de la vida con energía, ecuanimidad, buen humor y una sensación de determinación.

Este capítulo ofrece una amplia variedad de ejercicios y técnicas que puedes emplear para afrontar la jornada: afirmaciones para crear un estado de ánimo positivo, estiramientos para vigorizar el cuerpo, tai-chi y qigong para aprovechar tu energía, y ejercicios de respiración y meditación para centrar tu mente.

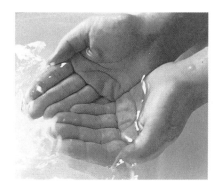

EMPEZAR EL DÍA DE MANERA POSITIVA

Al abrir los ojos por la mañana, deberías saludar al nuevo día sintiéndote positivo, fresco y libre de preocupaciones. Sin embargo, si te despiertas sabiendo que te espera una jornada ajetreada y estresante, te ves lastrado por pensamientos negativos. Las afirmaciones positivas ayudan a librarse de esos pensamientos negativos «tapándolos» con otros positivos. En tanto que técnicas como la meditación aportan tranquilidad mental acallando toda actividad mental, las afirmaciones positivas ejercen una influencia calmante sobre la mente enseñándole a desarrollar una actitud más alegre.

Los pensamientos negativos distan mucho de ser inocuos: pueden tener un efecto pernicioso sobre la salud física y emocional. Una carga constante de preocupaciones, ansiedades, ideas pesimistas y autocrítica erosiona la autoestima y nos lleva a ser menos felices. A medida que va pasando el tiempo, esto puede hacernos vulnerables a trastornos: depresión, fatiga crónica, problemas digestivos e infecciones víricas.

Las afirmaciones positivas funcionan porque el subconsciente recuerda con fidelidad todas las respuestas emocionales de las que disponemos, ya sean buenas o malas. Si uno se repite una y otra vez que se siente seguro de sí mismo, feliz y en paz, estos mensajes quedan alojados en nuestro subconsciente y se reflejan en nuestras actitudes y en nuestra manera de actuar. Por otra parte, si el subconsciente sólo recibe mensajes negativos, esas molestas ideas pueden convertirse rápidamente en una suerte de profecías que se cumplirán de manera automática.

Practica las afirmaciones nada más levantarte por la mañana. La actividad de la jornada aún no ha dado comienzo y a esas horas hasta la mente más atareada se encuentra receptiva a posibles sugerencias. Puedes practicar tus afirmaciones estando aún tumbado en la cama, mientras te vistes o en la ducha; en cualquier sitio. Algunas personas descubren que las afirmaciones producen un mayor efecto al realizarlas frente al espejo. Que las pronuncies en voz alta o en silencio ya es asunto tuyo.

Ajusta las afirmaciones para que se adapten a las necesidades y los desafíos que esperas enfrentar ese día en particular. Por ejemplo, si ese día estás nervioso, la afirmación podría ser: «soy fuerte y me siento seguro de mí mismo y capaz de hacer frente a todo lo que pueda sucederme hoy». Es importante que las afirmaciones sean de orden positivo, por ejemplo, cambiar la afirmación «no estoy cansado» por «me siento descansado, despierto y listo para en-

Hoy me encuentro feliz y contento. Estoy listo para empezar el día con optimismo y con una actitud receptiva.

El mundo es un lugar maravilloso, lleno de gente amable y buenas acciones.

Me perdono por los errores que cometí ayer.

Mi respiración es mi constante compañera. Cuando siento ansiedad, respiro hondo y empiezo a calmarme.

Hoy me acepto a mí mismo y a los demás, y veo lo bueno y lo valioso que todos tenemos.

Acepto lo que estoy sintiendo hoy. Puedo dejar ir y venir mis sentimientos y permanecer abierto a las experiencias que van surgiendo.

Cada día está lleno de milagros.

frentarme a este día». Procura construir tus afirmaciones en tiempo presente, eso las hará parecer ideas fijas reales e inmediatas.

Cuando practiques las afirmaciones, recuerda que tu subconsciente reacciona mejor a una o dos frases breves y sencillas que se repiten con frecuencia e insistencia. A su vez, capta mejor las imágenes que las palabras solas, de modo que utiliza técnicas de visualización para reforzar tu idea. Por ejemplo, si la afirmación es: «Conservo la calma frente al estrés y las dificultades», visualízate a ti mismo como el capitán de un barco con ambas manos aferradas al timón. Imagina que vas trazando una trayectoria recta y firme a través de las olas, incluso cuando éstas se encrespan.

A la izquierda tienes unos cuantos ejemplos generales de afirmaciones positivas que puedes emplear cada mañana para situarte en el estado mental adecuado para el día que empieza. Puedes pronunciarlas tal como están escritas, adaptarlas a tus propias necesidades o sustituirlas por ideas tuyas. Al tiempo que piensas en lo que estás diciendo, adjudícale un sentimiento a cada una de esas afirmaciones; el subconsciente absorbe esos mensajes sin efectuar crítica alguna, así que si los pronuncias lo bastante a menudo se convertirán en realidad.

ESTIRAMIENTOS MATINALES

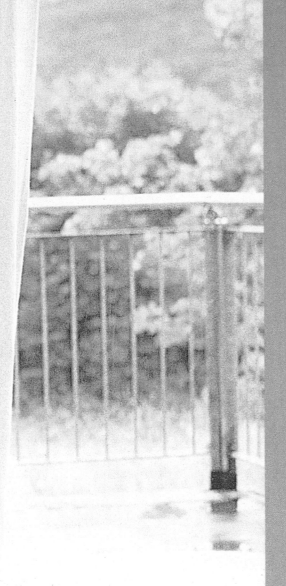

Tras la inactividad de las horas de sueño, resulta estupendo despertar el cuerpo proporcionándole un buen estiramiento. El ejercicio matinal que se indica a continuación está diseñado para eliminar la rigidez y contrarrestar la energía estancada: estira la columna vertebral, elimina la rigidez de los músculos y estimula el riego sanguíneo del cerebro; es la secuencia de posturas ideal para cargarte de energía al empezar la jornada. Según la fe hindú, el amanecer es un momento del día en que el aire está plagado de energía de fuerza vital (conocida como *prana*). Sincronizar la respiración y el movimiento de estas posturas contribuye a mejorar el flujo de dicha energía por todo el organismo. Mientras llevas a cabo la secuencia, respira profundamente por la nariz, inspirando en los movimientos de elevación y espirando en los de descenso.

Realiza los movimientos con suavidad y deja que cada uno dé paso lentamente al siguiente. Estira los músculos de todo el cuerpo. Piensa en cómo se desperezan los gatos y los perros después de una siesta: extienden las patas delanteras hacia delante y estiran la columna vertebral al completo. El paso 4 imita dicho estiramiento. Practica la secuencia entera seis veces como mínimo, alternando de pierna en el paso 5.

EJERCICIO MATINAL

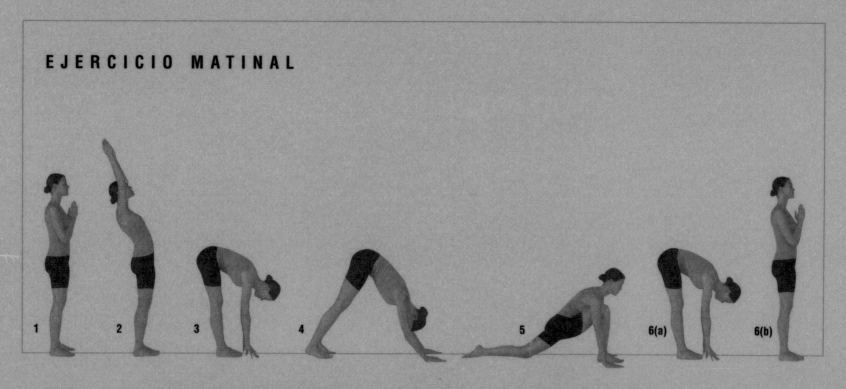

1   Empieza de pie y erguido, con los pies ligeramente separados y las manos juntas en actitud de oración.

2   Inspira estirando los brazos e inclínate hacia atrás, con la cabeza alineada con los brazos. Estira los dedos.

3   Espira y dóblate hacia delante por la cintura, con la espalda recta. Apoya las manos en el suelo flexionando las rodillas si es necesario.

4   Espira y desliza los pies hacia atrás. Empuja las caderas hacia atrás y hacia arriba tocando el suelo con los talones. Levanta los músculos de los muslos. Mantén la cabeza y la espalda en línea recta con los músculos abdominales hacia dentro.

5   Inspira y coloca el pie derecho entre las manos para realizar una profunda flexión apoyando la rodilla izquierda en el suelo. Mira al frente.

6   (a) Espira y levanta las caderas, luego recoge el pie izquierdo para juntarlo con el derecho. Flexiona las rodillas si es necesario para mantener las manos apoyadas en el suelo. (b) Inspira y regresa a la posición inicial rotando sobre las caderas y manteniendo la espalda recta. Levanta los brazos por encima de la cabeza y a continuación espira y vuelve a colocar las manos en actitud de oración.

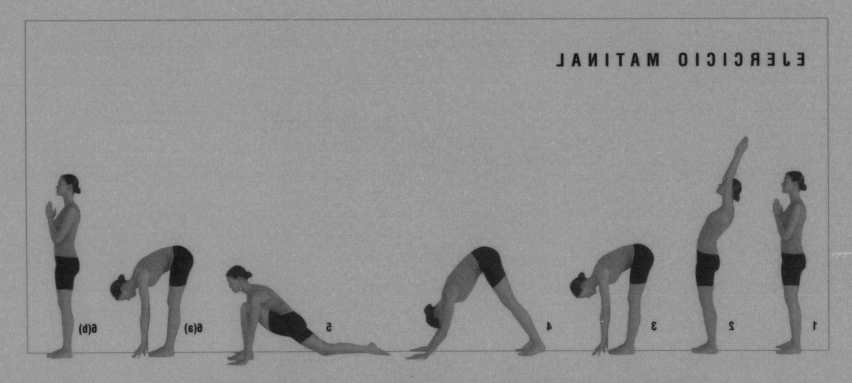

1 Empieza de pie y erguido, con los pies ligeramente separados y las manos juntas en actitud de oración.

2 Inspira estirando los brazos e inclínate hacia atrás, con la cabeza alineada con los brazos. Estira los dedos.

3 Espira y dóblate hacia delante por la cintura, con la espalda recta. Apoya las manos en el suelo flexionando las rodillas si es necesario.

4 Espira y desliza los pies hacia atrás. Empuja las caderas hacia atrás y hacia arriba tocando el suelo con los talones. Levanta los músculos de los muslos. Mantén la cabeza y la espalda en línea recta con los músculos abdominales hacia dentro.

5 Inspira y coloca el pie derecho entre las manos para realizar una profunda flexión apoyando la rodilla izquierda en el suelo. Mira al frente.

6 (a) Espira y levanta las caderas, luego recoge el pie izquierdo para juntarlo con el derecho. Flexiona las rodillas si es necesario para mantener las manos apoyadas en el suelo. (b) Inspira y regresa a la posición inicial rotando sobre las caderas y manteniendo la espalda recta. Levanta los brazos por encima de la cabeza y a continuación espira y vuelve a colocar las manos en actitud de oración.

«Armonía en el comer y el descansar,
en el dormir y el caminar: perfección
en todo lo que hagas. Ése es el camino
que conduce a la paz.» Bhagavad Gita

LA ENERGÍA DEL TAI-CHI

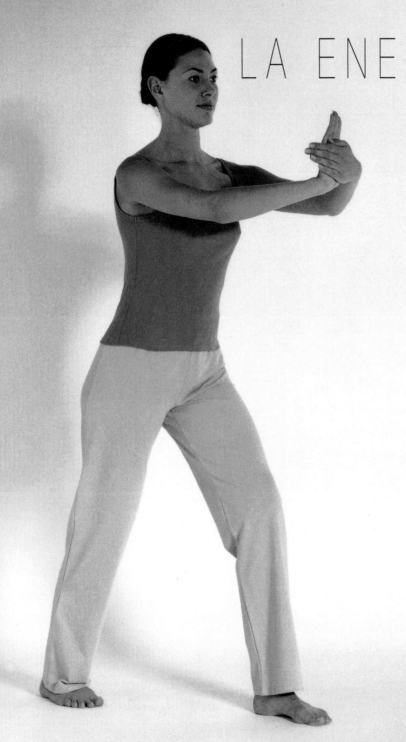

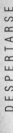

En China, una de las maneras tradicionales de empezar el día es practicando los bellos y fluidos movimientos del tai-chi al aire libre. Se cree que el tai-chi empezó a practicarse en China en el siglo XII como una forma de arte marcial, una versión suavizada del kung fu. Aunque no vayas a hacer uso del tai-chi para tu defensa personal, el estado de alerta relajada que produce esta práctica constituye un excelente modo de prepararse para la jornada.

El tai-chi ofrece muchos beneficios: fortalece los músculos, estimula el flujo de energía vital (*qi* o *chi*, equivalente al *prana* hindú) por todo el cuerpo y favorece la respiración regular.

La práctica principal del tai-chi se conoce como la «forma», y consta de una serie fija de posturas (entre 24 y 108) que se llevan a cabo como movimientos fluidos y unidos entre sí. La mejor manera de aprender la forma es con la ayuda de un maestro experto en tai-chi que conozca todos los aspectos del mismo, incluidas sus facetas espiritual y filosófica. No obstante, el ejercicio de tai-chi que se indica a continuación (conocido como empujar y estirar) resulta fácil de aprender. Su fin es conseguir el equilibrio entre el *yin* y el *yang*, que según la filosofía taoísta son las dos fuerzas, iguales pero contrarias, que controlan el universo. Practica el ejercicio de empujar y estirar al levantarte por la mañana, antes de tomar el desayuno. Ponte ropa cómoda y holgada y concéntrate en la realización de los movimientos y en la respiración.

EMPUJAR Y ESTIRAR

Colócate de pie con los pies separados alineados con los hombros, con los brazos en los costados, e inspira. Levanta el brazo izquierdo y por el codo hasta que quede paralelo al suelo. La palma de la mano debe mirar hacia el centro del pecho. Coloca la palma de la mano derecha contra la izquierda, con el codo derecho apuntado hacia el suelo. Extiende el pie izquierdo hacia delante. Usa la palma derecha para empujar contra la izquierda más allá del pie izquierdo (página opuesta) al tiempo que espiras. A continuación, con la mano izquierda presiona la mano derecha hacia el pecho. Inspira y vuelve a colocar el peso sobre el pie derecho (derecha). Termina la acción erguido con los pies paralelos y separados manteniendo la misma anchura que los hombros, y lleva los brazos a los costados con los codos flexionados y las palmas de las manos mirando hacia delante. Espira. Realiza esta secuencia completa cinco veces y después repítela alternando la posición de las manos.

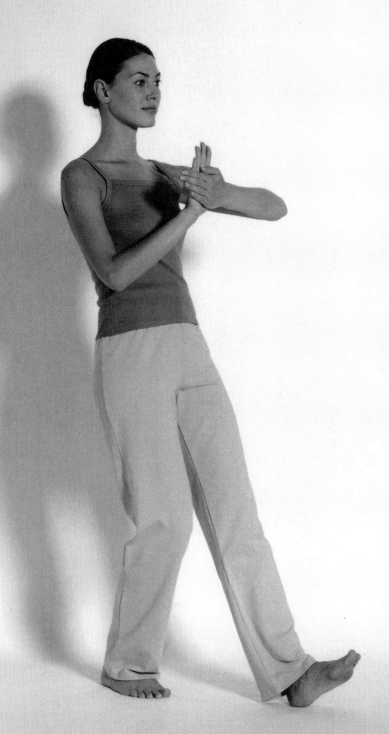

LA ENERGÍA DEL QIGONG

El qigong constituye uno de los pilares de la medicina tradicional china, junto con el tai-chi, la herboristería y la acupuntura. El *qi* es la energía vital que fluye por el organismo y nos proporciona fuerza y vitalidad. *Gong* significa trabajo, de manera que qigong significa «energía para trabajar». El qigong es un proceso interno que requiere una mente centrada y concentración. Al percibir nuestro *qi* interior, podemos nutrirlo e incrementar su fuerza, lo cual aumentará nuestro bienestar físico, emocional y espiritual. Es posible que el *qi* sea un concepto difícil de entender, además de no casar demasiado con las ideas tradicionales de Occidente, por eso tal vez te resulte difícil percibir tu flujo interior de energía, al menos en un principio.

En la filosofía china, la energía del organismo reside en el bajo abdomen, una zona conocida como el *dan tien*: tres dedos por debajo del ombligo y en lo más hondo del cuerpo (la profundidad depende de la constitución de cada uno). Muchas culturas orien-

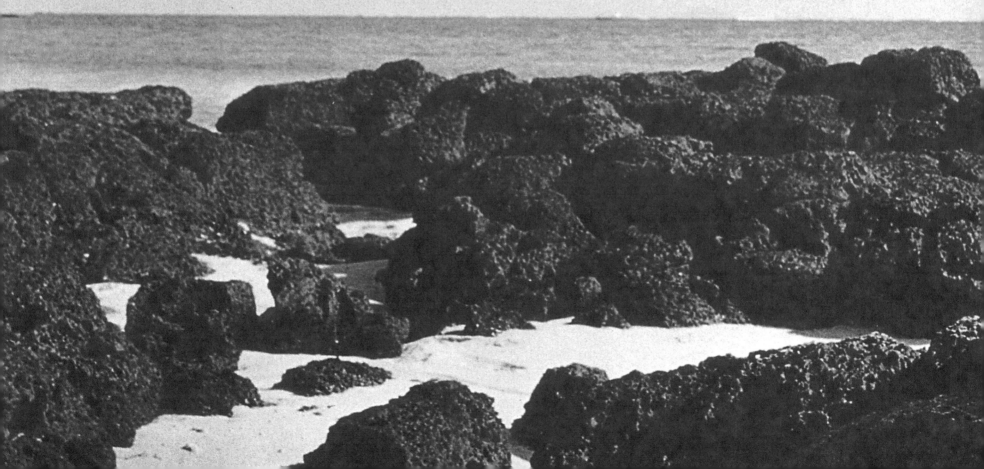

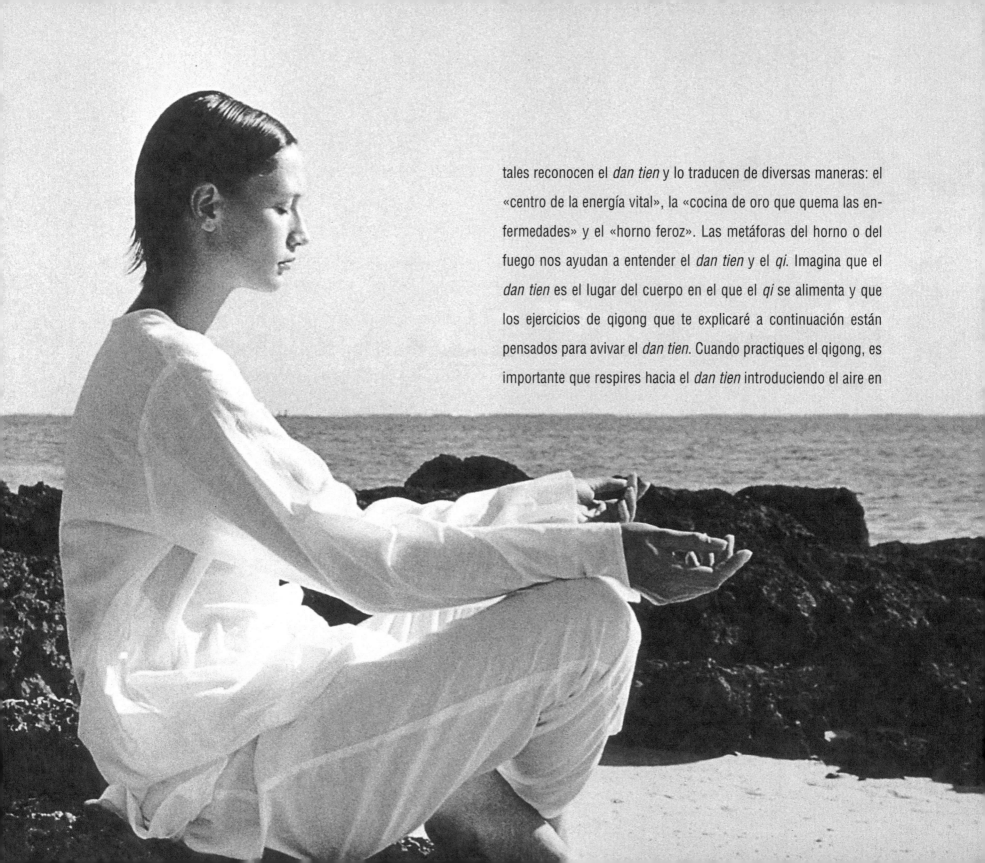

tales reconocen el *dan tien* y lo traducen de diversas maneras: el «centro de la energía vital», la «cocina de oro que quema las enfermedades» y el «horno feroz». Las metáforas del horno o del fuego nos ayudan a entender el *dan tien* y el *qi*. Imagina que el *dan tien* es el lugar del cuerpo en el que el *qi* se alimenta y que los ejercicios de qigong que te explicaré a continuación están pensados para avivar el *dan tien*. Cuando practiques el qigong, es importante que respires hacia el *dan tien* introduciendo el aire en

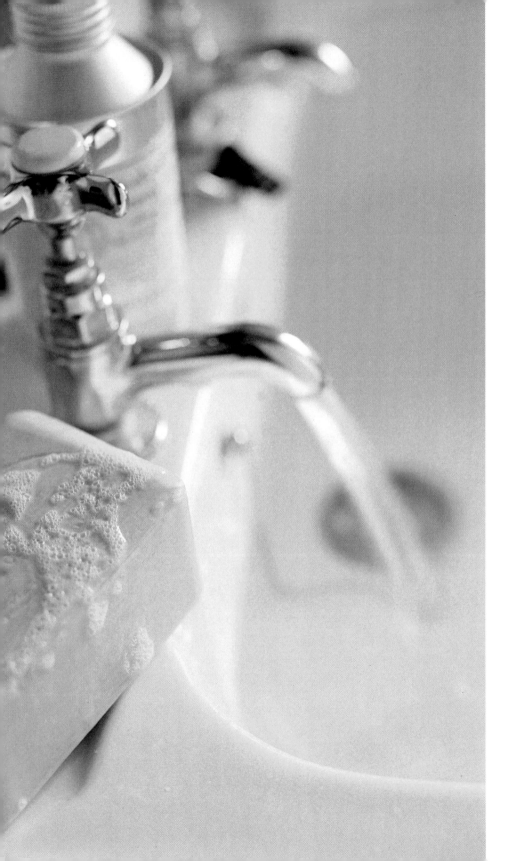

el abdomen. El primer ejercicio se denomina «percibir una bola de energía» y ayuda a sentir la energía que mana del *dan tien*. Cuando practiques los pasos 2 y 4, visualiza esa bola de energía. Concéntrate en las sensaciones que experimentas entre las palmas de las manos y en el abdomen. Una vez que te hayas acostumbrado a este ejercicio, deberás notar una sensación de calor o de hormigueo en las manos y en los dedos, o tal vez llegues a sentir realmente que estás sosteniendo una pelota.

El segundo ejercicio se llama «rotar una bola de energía» y se basa en la capacidad intuitiva que has adquirido con el primer ejercicio. Al hacer rotar la bola tanto mental como físicamente, podrás incrementar el *qi* dentro de tu *dan tien*.

PERCIBIR UNA BOLA DE ENERGÍA

Sitúate en la postura Wu Chi (*véase* pág. 72). Flexiona los brazos y coloca las palmas de las manos la una frente a la otra por delante de la parte baja de tu abdomen. Imagina que tienes entre las manos una pequeña bola de energía que procede de tu abdomen. Permanece así durante dos minutos. Imagina que la bola de energía se va haciendo más grande y que trata de separarte las manos (página opuesta).

Permite que aumente el espacio entre las palmas hasta más o menos la anchura de los hombros. Permanece así durante un minuto; luego imagina que la bola empieza a contraerse volviendo a juntar tus manos. Sitúa las palmas de nuevo frente a tu abdomen.

Una vez que la bola de energía se haya contraído del todo, sostenla entre las manos y visualiza cómo va condensándose hasta formar una luz brillante y diminuta. Al hacerlo, presiona una palma contra la parte baja de tu abdomen, con la otra palma encima de ella. Imagina que la luz desaparece en el interior de tu abdomen. Retira la mano.

HACER ROTAR UNA BOLA DE ENERGÍA

Sitúate en la postura Wu Chi. Flexiona ligeramente los codos y lleva las manos —con las yemas de los dedos casi en contacto y las palmas mirando hacia arriba— hasta la parte baja de tu abdomen. Siente la fuerza que mana de la bola de energía que se encuentra allí. Permanece así durante dos minutos e imagina que la energía te llena las manos. Imagina que tus palmas sostienen esa bola de energía desde abajo. A continuación, lleva muy despacio las manos

hasta la parte delantera de la bola de modo que las palmas queden mirando hacia dentro, hacia el abdomen. Imagina que estás haciendo rotar la bola de energía. Desliza las manos hasta que queden apoyadas en la parte superior de la bola, a la altura de tus costillas.

Guiando con los pulgares, sitúa las manos detrás de la bola. Imagina que está creando un espacio en la parte baja de tu abdomen. Coloca las manos otra vez bajo la bola y hazlas rotar hasta que queden en la posición inicial. Repite este ejercicio de rotación veinte veces. Al final de la última rotación, imagina que la bola de energía se condensa en un punto de luz en el interior de tu abdomen. Presiona con las palmas, una encima de la otra, sobre la parte baja de tu abdomen.

Después de realizar estos ejercicios de qigong, tus manos estarán cargadas de *qi* fresco. En lugar de dejar que se disperse, puedes aprovecharlo para refrescarte: frota las manos una contra otra y acto seguido colócalas sobre las cuencas de los ojos visualizando cómo penetra la luz en ellos. Luego pásate las dos manos por la cara y recorre también tu cabello de arriba abajo. Tras esto deberías sentirte lleno de energía y listo para afrontar la jornada.

ENERGÍA A TRAVÉS DE LA RESPIRACIÓN

En la mayor parte de las ocasiones, tus inspiraciones son cortas y sólo penetran hasta la parte superior de tus pulmones. Al adaptar la manera de respirar de modo que el aire se introduzca más profundamente en tu cuerpo, te aseguras de que llegue a tu sangre un rico aporte de oxígeno que te revitaliza y te proporciona energía. Los ejercicios respiratorios que ayudan a alterar la pauta de tu respiración para poder usar los pulmones aprovechando toda su capacidad constituyen una excelente preparación para la jornada.

Si al iniciar el día dedicas algo de tiempo a concentrarte en tu respiración, te sentirás más enérgico y alerta. Una vez que hayas adquirido el hábito de respirar profundamente —todo el tiempo, no sólo por las mañanas—, descubrirás que te ayuda a aumentar tus niveles globales de energía y bienestar. Respirar más profundamente —y de manera más eficaz— también calma el sistema nervioso y masajea los órganos abdominales, lo cual ayuda a la digestión y a la eliminación de residuos, y reduce la ansiedad.

Los siguientes ejercicios, —«respiración yóguica completa» y «respiración para la lucidez» (en la página 28)—, estimulan a un mayor uso del diafragma, la gran banda muscular situada justo bajo los pulmones que separa el pecho del abdomen. La respiración para la lucidez, también se conoce como *kapalabhati*, que podría traducirse como «el brillo del cráneo» y describe de manera gráfica su capacidad para aportar «iluminación mental». Esta técnica inunda de oxígeno el organismo y expulsa el dióxido de carbono y las toxinas de los pulmones. También estimula el ritmo cardíaco, con lo cual mejora la circulación, y masajea los órganos internos. Es muy utilizada por aquellos que practican el yoga como *kriya*, o ejercicio de limpieza.

RESPIRACIÓN YÓGUICA COMPLETA

Aunque la zona del interior de los pulmones forma un espacio continuo, para este ejercicio tal vez resulte de ayuda imaginar que cada pulmón está dividido en tres compartimientos separados: el inferior, el medio y el superior. La respiración yóguica completa llena y vacía cada una de estas partes. En el punto máximo de la inspiración, deberíamos notar los pulmones completamente llenos de aire; tras la espiración, deberíamos sentirlos totalmente vacíos. La respiración ha de fluir de manera uniforme y regular; no te sientas tentado a atiborrar de aire tus pulmones ni a expulsarlo por la fuerza. Nunca fuerces nada. Al realizar una inspiración, imagina que estás absorbiendo energía, luz y vitalidad, que a continuación se extienden por todo tu ser. Al espirar, imagina que tu respiración transporta el cansancio y las impurezas para sacarlas fuera de tu cuerpo. Puedes practicar la respiración completa tendido de espaldas, pero es posible que te resulte más fácil si lo haces sentado en el suelo con las piernas cruzadas.

Siéntate con las piernas cruzadas y las palmas de las manos apoyadas en el abdomen justo por debajo del ombligo. Realiza unas cuantas inspiraciones normales y después aspira profundamente a través de la nariz, introduciendo el aire en la parte inferior de los pulmones. Nota cómo se hincha tu abdomen. A continuación mueve las manos hacia arriba para situarlas justo debajo de las costillas. Sin hacer pausa alguna, continúa con la inspiración haciendo entrar el aire en la zona media de los pulmones.

Deberás sentir un leve movimiento bajo las manos, que corresponde a un desplazamiento del diafragma hacia abajo. Luego cruza los brazos y coloca las yemas de los dedos justo bajo la garganta. Continúa con la inspiración llevando el aire hacia la parte superior de los pulmones. Nota cómo se elevan ligeramente las clavículas (pero no tenses los hombros).

Ahora que has realizado una inspiración completa, descansa unos segundos y luego espira despacio y de forma regular desde la parte superior, media e inferior de los pulmones hasta que tengas la sensación de haber expulsado todo el aire. Repite este ejercicio cinco veces, buscando un flujo suave y continuo de aire.

El hecho de mover las manos del abdomen a las costillas y después a la garganta ayuda a guiarte a lo largo de los movimientos de la respiración completa, pero una vez que domines el ejercicio podrás dejar las manos apoyadas en las rodillas.

«Imagina que tu respiración se disuelve en la verdad que inunda todas las cosas.» Sogyal Rinpoche

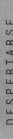

LA RESPIRACIÓN PARA LA LUCIDEZ

El siguiente ejercicio es una de las formas de respirar más vigorizantes del yoga, especialmente pensado para obtener lucidez y energía por la mañana. A diferencia de otras técnicas de respiración yóguica, es rápida y rítmica en lugar de lenta y regular. Se centra en el acto de espirar más que en el de inspirar. Cuando practiques este ejercicio por primera vez, debes concentrarte en el acto de espirar, que es fuerte y bombeante, y olvidarte de las inspiraciones, que se producen de manera automática.

Cuando domines este procedimiento, podrás concentrarte en la respiración interior, más sutil. Si no estás acostumbrado a esta técnica, la respiración rápida que conlleva puede causarte mareos o vahídos. De ser así, deténte y respira despacio y profundamente por la nariz. Evita este ejercicio si estás embarazada o si sufres problemas cardiovasculares, hipertensión arterial, depresión, ataques de pánico, ansiedad, epilepsia o diabetes, o si hace poco que has sufrido una intervención quirúrgica.

Siéntate con las piernas cruzadas o en alguna otra postura de meditación (*véanse* págs. 80-81). Haz un par de inspiraciones normales y después inspira por la nariz haciendo llegar el aire hasta el abdomen. A continuación espira bruscamente por la nariz; imagina que la fuerza del aire es suficiente para apagar las velas de una tarta de cumpleaños. Para hacerlo tendrás que contraer los músculos abdominales, tu diafragma se elevará de forma súbita; notarás cómo se mueve colocando una mano sobre las últimas costillas.

Deja que tus músculos abdominales se relajen durante un instante, y al hacerlo entrará aire en tus pulmones. Repite la espiración bombeante seguida de la inspiración automática cuatro veces, en estallidos rítmicos. Deberás poder oír cómo sale el aire por tus fosas nasales. Cuatro inspiraciones cuentan como una serie, procura realizar un total de cuatro series. Luego vuelve a respirar de manera normal y disfruta un rato de la sensación de quietud y claridad mental. Acto seguido, estira el cuerpo antes de ponerte en pie y comenzar la jornada.

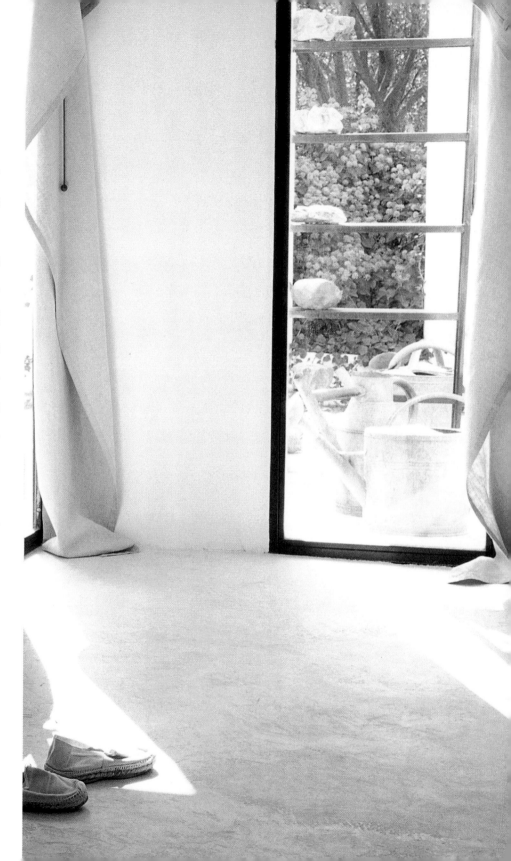

CÓMO CENTRARSE

Una maravillosa forma de estar centrado y lleno de energía y lucidez para afrontar la jornada consiste en empezar el día con una breve sesión de meditación. La siguiente analogía, tomada del budismo zen (*véase* pág. 64), ayuda a explicar por qué es beneficiosa la meditación: la mente es como la superficie de un estanque de agua, y nuestros pensamientos son como el viento. Siempre que sopla el viento, la superficie se distorsiona. Para que el agua refleje las cosas con nitidez, el viento debe dejar de soplar y la superficie debe mantenerse inmóvil. Del mismo modo, para que la mente exista en su verdadero estado, ha de alcanzar un punto de calma perfecta.

El mejor momento para practicar la meditación es antes de levantarnos para ir al trabajo, o bien, si uno se queda en casa, justo antes de empezar las actividades diarias. Si la practicas tres o cuatro veces a la semana, pronto advertirás resultados positivos. El siguiente método, denominado «contar las respiraciones», consiste en llevar la cuenta de las respiraciones según ciclos de diez. Proporciona una respuesta inmediata: en cuanto tus pensamientos empiezan a vagar, pierdes la cuenta de las respiraciones, de modo que puedes volver a centrar la atención deliberadamente en dicho recuento. Es posible que descubras que durante la meditación te asalten recuerdos. Pase lo que pase en tu mente, el objetivo es el mismo: volver a centrar tu atención en contar las respiraciones. No te preocupes si pierdes la cuenta, vuelve a empezar.

CÓMO CENTRARSE POR MEDIO DE LA MEDITACIÓN

Busca un lugar tranquilo y siéntate en una postura de meditación cómoda (*véanse* págs. 80-81) o colócate a horcajadas sobre un cojín. Apoya la mano derecha sobre la izquierda con las palmas vueltas hacia arriba. Coloca los pulgares con las yemas ligeramente juntas para formar un espacio ovalado entre ellos y el resto de los dedos. Con las manos en esa posición, sitúalas a la altura de la parte baja de tu abdomen y apoya los brazos sobre los muslos. Esta postura ayuda a volver la atención hacia nuestro interior. Permanece inmóvil, con los ojos bajos, y fija la mirada en el suelo que tienes justo delante. Respira por la nariz y cuenta sólo las espiraciones. Cuenta hasta diez y después vuelve a empezar por el uno. Hazlo durante cinco o diez minutos en cada ocasión. Cuando termines, estírate, bosteza y oriéntate antes de que dé comienzo la jornada.

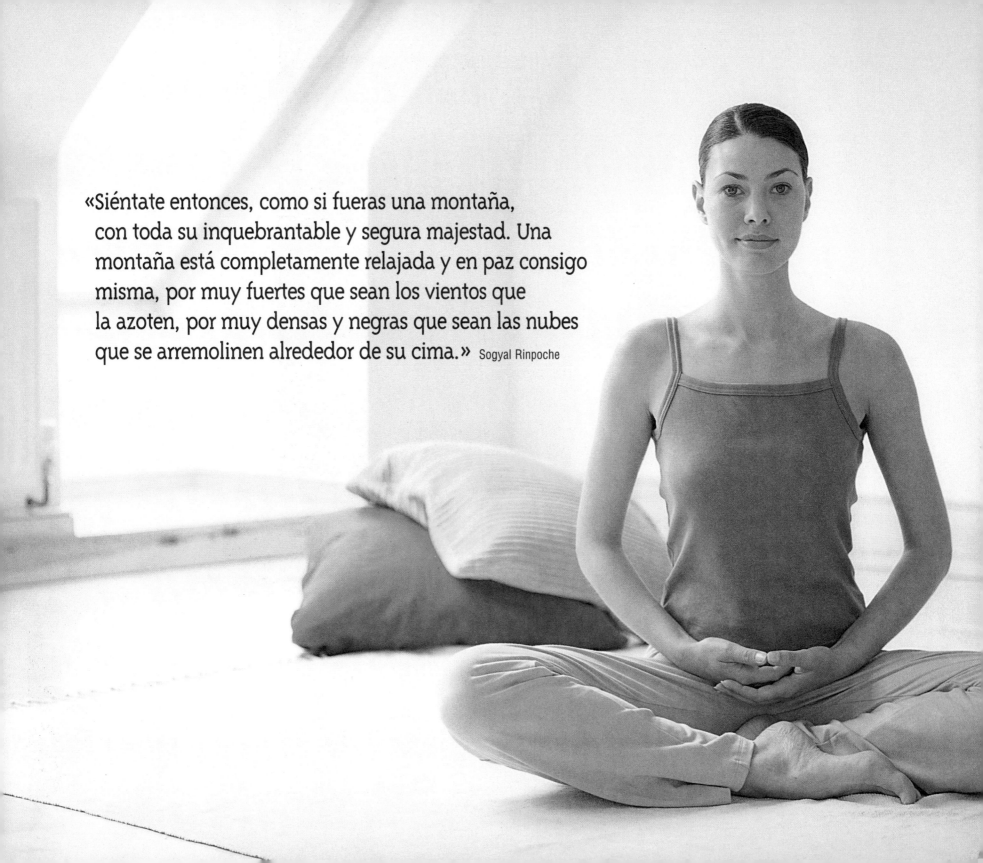

«Siéntate entonces, como si fueras una montaña, con toda su inquebrantable y segura majestad. Una montaña está completamente relajada y en paz consigo misma, por muy fuertes que sean los vientos que la azoten, por muy densas y negras que sean las nubes que se arremolinen alrededor de su cima.» Sogyal Rinpoche

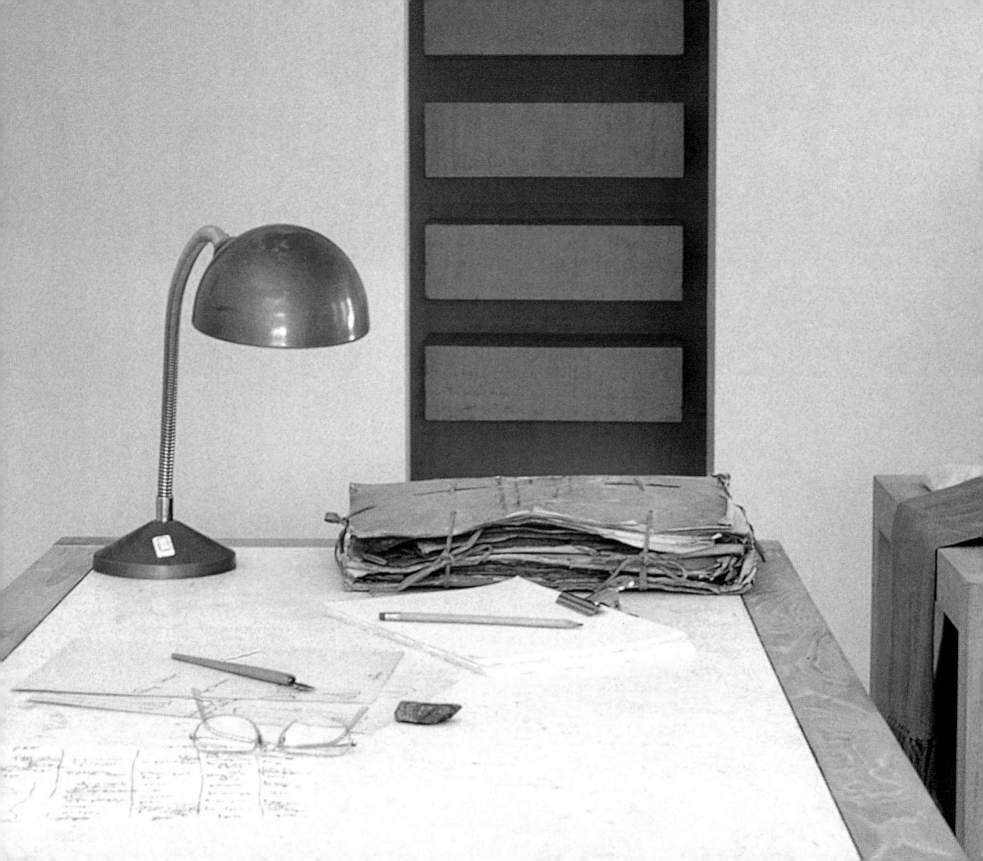

TRABAJAR

El trabajo puede darle sentido a la vida, puede ser incluso un camino para el desarrollo personal y espiritual; en el budismo, el trabajo, o «sustento apropiado», forma parte del camino de ocho pasos que conducen a la iluminación. Pero el estrés y las prisas de la vida laboral moderna pueden crear enormes obstáculos en dicho camino.

En este capítulo se tratan diferentes modos de mejorar nuestra experiencia del trabajo mediante la superación del estrés y sus muchos efectos secundarios, abordando el trabajo con técnicas de meditación que centran y disciplinan la mente. Ciertos métodos derivados del yoga, el reiki y la acupresión pueden mantener nuestro cuerpo en forma y hacer que nos sintamos bien a lo largo del día.

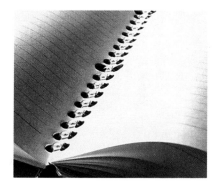

PERMANECER CENTRADO

La capacidad de mantenerse centrado, de dedicar toda la atención a una sola cosa durante largos períodos de tiempo, es una de las más útiles capacidades para obtener el éxito en la vida laboral. Según las enseñanzas del yoga, si el cuerpo logra nutrirse de la energía vital que fluye libremente *(prana)*, sobreviene de forma natural un estado de concentración relajada. La siguiente secuencia estimula el libre fluir del *prana* y contribuye a la concentración. El momento ideal para realizar este ejercicio es por la mañana antes de ir al trabajo, o bien durante un descanso laboral.

La postura de pie (paso 1) nos ayuda a sentirnos centrados y asentados. La postura en equilibrio (paso 2) nos ayuda a enfocar la mente obligándola a suprimir las distracciones. Las posturas invertidas (pasos 3 y 4) favorecen la concentración incrementando el flujo de sangre al cerebro. Los dos primeros pasos son seguros para todo el mundo, pero debes evitar las posturas invertidas si sufres de hipertensión arterial, dolores de cabeza o de cuello, o si dichas posturas te resultan difíciles o incómodas. Permanece en cada postura el tiempo que te resulte cómodo. Abandona cada postura con lentitud y suavidad. Durante todo el ejercicio, respira de manera suave y profunda.

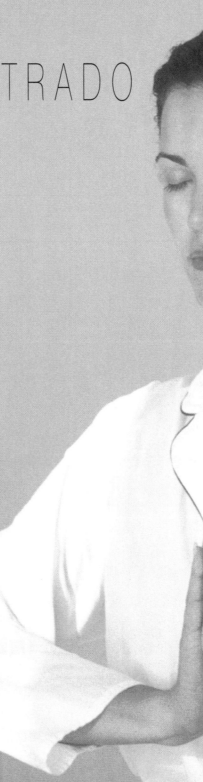

EJERCICIO PARA CENTRARSE

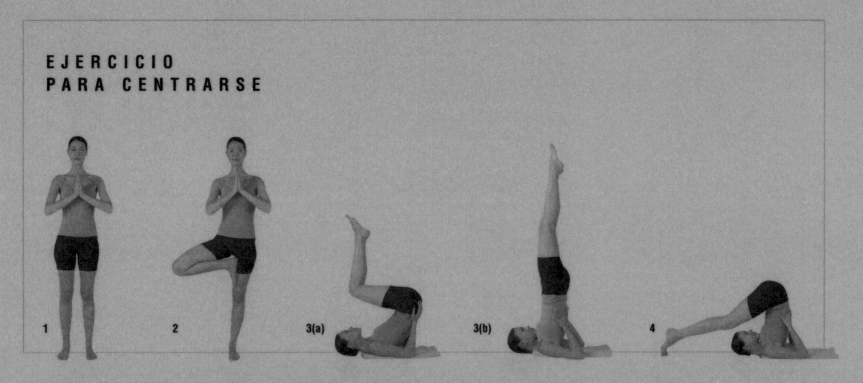

1 Sitúate erguido con los pies paralelos y juntos, y los brazos en los costados. Mantén el cuello y los hombros relajados, y cerciórate de que tu pelvis no está inclinada hacia delante ni hacia atrás. Une las manos en actitud de oración. Permanece firme e inmóvil. Mientras estás en esa postura, cierra los ojos e imagina que tus pies echan raíces que se adentran en el suelo.

2 Alza la rodilla y gírala hacia fuera noventa grados. Coloca la planta del pie sobre la cara interna de la pierna opuesta, lo más alto posible, conservando el equilibrio. Con las manos en actitud de oración, fija la vista al frente. Repite con la otra pierna.

3 (a) Túmbate de espaldas sobre una manta doblada, con la cabeza en el suelo y los hombros en la manta. Alza las rodillas hasta el pecho y usa los músculos abdominales para levantar las piernas y las caderas del suelo. Sostén la parte baja de la espalda con las manos. (b) Estira las piernas hacia el techo y eleva el cuerpo hasta quedar en posición vertical sobre los hombros. Apoya todo el peso en los hombros, la cabeza y los brazos, mientras sigues sosteniendo la parte baja de la espalda con las manos.

4 Dóblate por las caderas y pasa las piernas por encima de la cabeza hasta apoyar los dedos de los pies en el suelo, formando la postura del arado. Continúa sosteniendo la parte baja de la espalda con las manos. Abandona la postura suavemente.

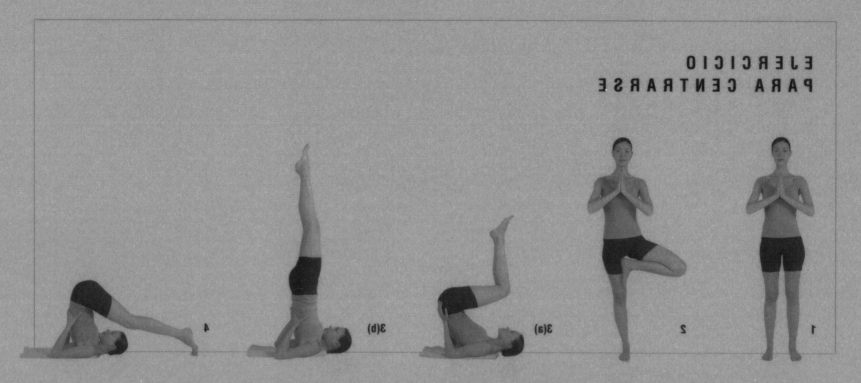

EJERCICIO PARA CENTRARSE

1 Sitúate erguido con los pies paralelos y juntos, y los brazos en los costados. Mantén el cuello y los hombros relajados, y cerciórate de que tu pelvis no está inclinada hacia delante ni hacia atrás. Une las manos en actitud de oración. Permanece firme e inmóvil. Mientras estás en esa postura, cierra los ojos e imagina que tus pies echan raíces que se adentran en el suelo.

2 Alza la rodilla y gírala hacia fuera noventa grados. Coloca la planta del pie sobre la cara interna de la pierna opuesta, lo más alto posible, conservando el equilibrio. Con las manos en actitud de oración, fija la vista al frente. Repite con la otra pierna.

3 (a) Túmbate de espaldas sobre una manta doblada, con la cabeza en el suelo y los hombros en la manta. Alza las rodillas hasta el pecho y usa los músculos abdominales para levantar las piernas y las caderas del suelo. Sostén la parte baja de la espalda con las manos. (b) Estira las piernas hacia el techo y eleva el cuerpo hasta quedar en posición vertical sobre los hombros. Apoya todo el peso en los hombros, la cabeza y los brazos, mientras sigues sosteniendo la parte baja de la espalda con las manos.

4 Dóblate por las caderas y pasa las piernas por encima de la cabeza hasta apoyar los dedos de los pies en el suelo, formando la postura del arado. Continúa sosteniendo la parte baja de la espalda con las manos. Abandona la postura suavemente.

«Rodea los obstáculos, no te enfrentes a ellos. No luches por conseguir el éxito. Espera a que llegue el momento adecuado.» Tao Te Ching

UN ESPACIO SERENO PARA TRABAJAR

Sea cual sea tu lugar de trabajo, puedes aplicar los principios del feng shui, el arte chino relativo a la colocación de objetos, para asegurar los criterios básicos de eficiencia y comodidad. Uno de los principios fundamentales del feng shui es que, si queremos que la energía positiva (el *chi*) fluya libremente, las habitaciones no deben estar atestadas. De manera que el primer paso consistirá en eliminar las pilas de libros, cajas o papeles.

ADAPTA TU LUGAR DE TRABAJO

Los que practican el feng shui aconsejan que observemos cómo cambia nuestro estado de ánimo y nuestro nivel de energía al penetrar en nuestro espacio de trabajo. Si nos sentimos estresados, deprimidos o alienados, unos sencillos ajustes pueden suponer espectaculares diferencias. Por ejemplo, puedes cambiar la posición de tu mesa de trabajo, o sentarte al otro lado de la misma. Procura evitar situarte de espaldas a una puerta, ya que eso crea una sensación subconsciente de vulnerabilidad. Escoge una posición en la que estés de espaldas a una pared y tengas una visión dominante de la estancia, o desde la que puedas mirar por una ventana. Si esto no es posible, coloca un espejo en tu mesa para que se re-

fleje en él la habitación, la puerta o la ventana que tienes detrás. Una silla y una mesa mal dispuestas no sólo dan lugar a malas posturas, que con frecuencia provocan dolor de cuello y de espalda, sino que también limitan el flujo interno del *chi*, lo cual causa fatiga y dificulta la concentración. La silla debe ser firme, totalmente ajustable (*véase* pág. 44) y proporcionar un buen apoyo para la columna vertebral. Cerciórate de que tienes espacio para las piernas y de que puedes apoyar los antebrazos con los hombros relajados.

PERSONALIZA TU ESPACIO

Coloca alrededor de tu lugar de trabajo fotografías, pinturas u objetos que tengan un significado personal para ti. Si con frecuencia te sientes estresado en el trabajo, deja encima de tu mesa una imagen de descanso o de meditación, como una fotografía o un hermoso paisaje, un lago o una cascada, y empléalo para practicar los ejercicios de respiración (*veánse* págs. 82-85) o las técnicas de visualización cuando la jornada se haga frenética. Los objetos naturales aumentan el flujo de energía en un recinto. Para tu mesa, escoge una piedra o un cristal, o coloca una planta bonita o un jarrón con flores frescas cerca de ti (no tengas nunca plantas secas o

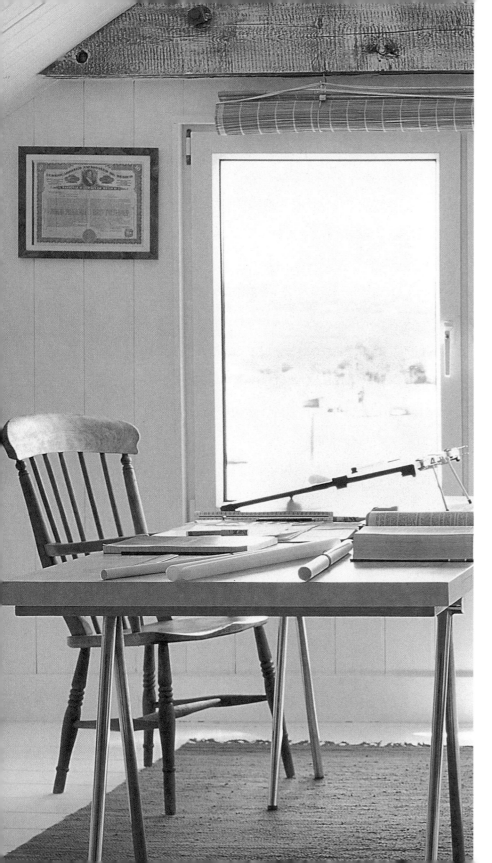

mustias a tu alrededor en el trabajo, pues rebajan la energía circulante). Si tus compañeros están de acuerdo, introduce en tu lugar de trabajo sonidos y olores naturales. Unas campanitas colocadas en el marco de una puerta crean sonidos bellos y relajantes. Los aceites esenciales, como el de naranja, limón o mandarina, levantan el ánimo.

USA EL COLOR Y LA LUZ

Piensa en la posibilidad de cambiar los colores de tu lugar de trabajo. El azul es relajante y tranquilo, el amarillo anima y favorece la comunicación, y el rojo es estimulante e induce a la acción. Si no puedes rediseñar tu oficina, introduce el color en pequeñas dosis en tu espacio más cercano. Por ejemplo, utiliza imágenes, salvapantallas de colores en el ordenador o una lámpara de escritorio de color.

Los niveles de iluminación también producen un significativo efecto en el estado de ánimo y el flujo de energía. No te conformes con los fluorescentes en el techo como única fuente de luz. Siempre que sea posible, trabaja con luz natural o coloca una lámpara a tu lado para que proporcione iluminación adicional.

LA DISCIPLINA EN EL TRABAJO

La idea budista de la disciplina es muy diferente de la occidental, remite a la simplificación de la vida al reducirla a sus elementos esenciales, lo cual nos permite identificar lo importante.

ENTENDER EL PROPÓSITO QUE NOS GUÍA

Analiza el siguiente relato: tres hombres trabajan juntos en la misma tarea, cuando un observador le pregunta a cada uno de ellos qué está haciendo, el primer hombre contesta «estoy trabajando», el segundo responde «estoy poniendo ladrillos», y el tercero dice «estoy construyendo una catedral». Los dos primeros tienen una visión limitada de su trabajo. El tercero no sólo aprecia un objetivo obvio en sus acciones, sino que además cuenta con un criterio claro que le permite medir sus progresos.

El hecho de adoptar una visión de conjunto del propósito de nuestro trabajo nos proporciona una sensación de seguridad, intención y significado, y nos ayuda a organizarnos. La próxima vez que empieces una nueva tarea, pregúntate: «¿cómo va a ayudarme esto a completar mi trabajo?» Si hay una tarea que no parece venir a cuento, intenta restarle prioridad o recházala del todo. Céntrate en las tareas esenciales que pueden ayudarte a lograr tu objetivo.

MIDE TODAS LAS TAREAS POR EL MISMO RASERO

En el trabajo, por lo general elaboramos juicios de valor sin ser conscientes de ello. De manera subconsciente, dividimos nuestras tareas en compartimientos: aburridas, interesantes, difíciles, fáciles, estresantes, etcétera. Como es lógico, desdeñamos al instante las tareas «negativas» y nos concentramos en las «positivas». Como consecuencia, periódicamente nos enfrentamos a una acumulación de tareas que no queremos llevar a cabo. Merece la pena imaginar cómo podría transformarse nuestra vida laboral si nuestra actitud respecto a todos los aspectos del trabajo fuera de total ecuanimidad. Puede que parezca difícil conseguir algo así, pero lo único que hace falta es reconocer que sentimientos como la frustración, el aburrimiento o la impaciencia surgen del modo en que percibimos una tarea, y no de la tarea en sí.

Haz la siguiente prueba: escoge una tarea que normalmente te desagrade o te moleste, y realízala plenamente y a fondo, prestándole toda tu atención. No tengas prisa por terminarla ni te sientas estafado. Busca el valor que posee y recuérdate a ti mismo que es igual de importante y merecedora de tu tiempo que cualquier otra. Cuando termines, no te des recompensas ni te felicites por haber superado algo desagradable, sencillamente acepta que la tarea está hecha. La finalidad de este experimento consiste en controlar tu reacción emocional habitual y explorar cómo es posible realizar un trabajo de manera desapasionada. Si adoptas este enfoque todo el tiempo, te ayudará a trabajar con más eficiencia y menos estrés.

FRENA EL FLUJO DE TUS PENSAMIENTOS

Otra manera de disciplinarte en el trabajo es organizar la mente. Los textos de yoga comparan la mente con una jaula llena de monos nerviosos. Incluso cuando estamos ocupados llevando a cabo una tarea concreta, nuestros pensamientos pueden saltar ya a la siguiente, una reunión o una llamada telefónica, o tal vez nos pongamos a analizar lo rápido o lo bien que estamos trabajando, de manera que en lugar de permanecer inmersos en la tarea en sí, un comentario analítico ronda por nuestra cabeza. También puede ser que nos preocupe algo completamente ajeno al trabajo.

A la larga, la clave para estar más centrados es practicar la meditación (*véase* pág. 78). A corto plazo, podemos despejar la mente valiéndonos de una técnica de meditación denominada «centrarse», que nos ayudará a frenar el flujo de nuestros pensamientos y centrarnos en cualquier momento de un día ajetreado. En primer lugar, dedica unos segundos a decidir qué es lo que quieres conseguir centrándote. Sé lo más concreto posible. ¿Quieres sentirte alerta? ¿Quieres relajarte? ¿Quieres concentrarte? Una vez tengas claro tu objetivo, escoge una palabra que encaje con lo que deseas conseguir, como «alerta», «relajación» o «centrarme».

Para practicar el método centrarse, reclínate en tu silla y pronuncia la palabra «calma» al tiempo que inspiras, y después pronuncia la palabra elegida al espirar. No es necesario que cierres los ojos ni que modifiques tu ritmo respiratorio. Enfócate o «céntrate» en esas dos palabras repitiéndolas al ritmo de tu respiración durante más o menos un minuto (no más, porque para centrarte con rapidez necesitas entrenar la mente). Si te distraes, vuelve a pensar en las dos palabras que estás repitiendo. Transcurrido un minuto, reflexiona sobre el ejercicio y observa qué efecto ha producido. Pregúntate a ti mismo si te sientes distinto en el plano físico, mental o emocional. Si no notas mejora alguna, no te preocupes; sigue practicando en otros momentos (unas cinco veces al día). Con el tiempo, tu mente estará entrenada y reaccionará con mayor rapidez al ejercicio de centrarse. Cerciórate de pasar siempre por las tres fases: decidir lo que quieres conseguir, el centrado en sí y reflexionar sobre los resultados.

LÍBRATE DE LAS DISTRACCIONES

Uno de los mayores problemas de la vida laboral radica en que a menudo se espera de nosotros que realicemos diferentes trabajos de forma simultánea. Dado que al cerebro no se le da bien hacer frente a múltiples demandas, esto puede resultar sumamente estresante. Una estrategia para afrontar algo así es la de enumerar las tareas y realizarlas de una en una. También resulta útil entrenar la mente para librarnos de todas las distracciones innecesarias. La siguiente técnica está diseñada para ayudarnos a identificar las distracciones y librarnos de ellas de forma activa. Lleva unos quince minutos y puede practicarse antes o después del trabajo, o a la hora de la comida. Siéntate en un lugar cómodo y concéntrate en la respiración que entra y sale por tus orificios nasales. No cambies el ritmo respiratorio, tan sólo observa la sensación que produce el aire al entrar y salir. Si te distraes de la sensación, dirige tu atención hacia esa distracción. Tal vez se trate de una sen-

«El trabajo es el médico
de la naturaleza, y resulta esencial
para la felicidad humana.» Galen

sación, como un picor en la pierna; o de un pensamiento, como «¿qué voy a comer?»; o una emoción, como la irritación. Permítete clasificar esa distracción y ponerle nombre. Por ejemplo, «mi emoción es de irritación conmigo mismo por no ser capaz de concentrarme». Acto seguido, centra tus pensamientos de nuevo en la respiración que pasa a través de tus orificios nasales. Esto requiere un esfuerzo consciente que se conoce como desconexión activa. Si te sirve de ayuda, pronuncia las palabras «más tarde» dirigidas a lo que te está distrayendo. Concéntrate de nuevo en la respiración durante lo que quede de los quince minutos, empleando la desconexión activa cada vez que sea necesario.

Al practicar esta técnica todos los días, pronto aprenderás a ser consciente de lo que sucede en tu mente (con frecuencia somos ajenos a la actividad de fondo de nuestra mente) y después a apartarte de dichos pensamientos. Eso te permitirá concentrarte por completo en otra actividad, y también resultará útil para preguntarte a ti mismo a lo largo del día: ¿qué ha estado haciendo mi mente en los dos últimos minutos? El hecho de identificar de manera activa nuestra actividad mental nos ayuda a liberarnos de ella.

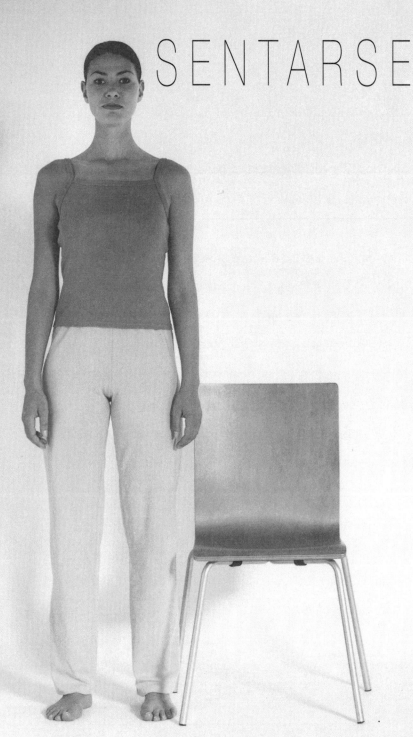

SENTARSE Y LEVANTARSE

El cuerpo está diseñado para moverse más que para pasarse el día sentado, de modo que no es de extrañar que aquellos que tienen por costumbre repantingarse en las sillas o permanecer de pie en mala postura desarrollen dolores de espalda, problemas posturales, lesiones repetitivas y otros trastornos de salud. El yoga puede ayudarnos a enseñar de nuevo a nuestro cuerpo a mantener una postura en la que los músculos se encuentren relajados y el cuerpo alineado. De ese modo es posible conservar la salud y la vitalidad y sentirse uno mucho menos cansado al final del día.

Los defectos posturales causan tensión muscular en el cuello, los hombros y la espalda, debido al esfuerzo realizado para sostener la cabeza; el esfuerzo es menor si la cabeza está alineada y descansa en lo alto de la columna vertebral. Puede que los cambios en la postura parezcan extraños en un principio, pero si se persevera, pronto empiezan a resultar más naturales.

Las siguientes posturas —la «postura de la montaña» y la «postura egipcia»— se derivan de posturas de yoga, y ayudan a mantener un correcto alineamiento del cuerpo. Para empezar, relájate y siente cómo la tensión abandona tus hombros, brazos y piernas.

LA POSTURA DE LA MONTAÑA (pág. anterior)

De pie, con los pies paralelos y ligeramente separados. Abre los dedos de los pies y nota el contacto de la planta con el suelo. Cierra los ojos y mueve el cuerpo dibujando pequeños círculos hasta que encuentres tu centro natural, sin inclinarte hacia delante ni hacia atrás. Procura mantener la cabeza, el cuello, la columna, la pelvis, las piernas y los pies formando una línea recta, repartiendo el peso de manera uniforme entre ambos pies. Mantén los hombros relajados, la barbilla horizontal y la cabeza en suave equilibrio sobre el cuello.

LA POSTURA EGIPCIA (derecha)

Siéntate en una silla con los pies apoyados en el suelo y las rodillas y los pies juntos o ligeramente separados. Mantén la columna y el cuello en línea recta y la cabeza en perfecto equilibrio sobre el cuello; no la inclines ni hacia delante ni hacia atrás. Permanece erguido pero sin rigidez. Centra el peso de la parte superior del cuerpo en los huesos de asiento en lugar de las zonas carnosas de los glúteos (para encontrar dichos huesos, siéntate en el suelo con las piernas cruzadas y balancéate de un lado a otro).

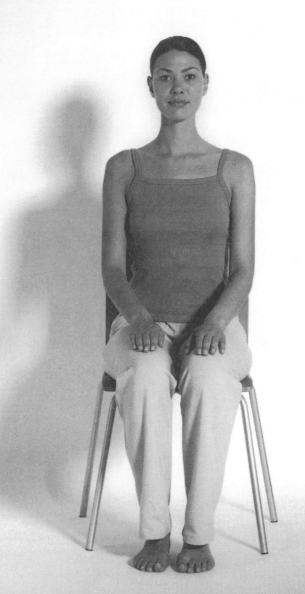

CALMA INSTANTÁNEA

Uno de los métodos más conocidos para calmar la mente es una técnica de yoga para la respiración en la que se alternan los orificios nasales. Si en algún momento de la jornada laboral te encuentras nervioso, practícalo para recuperar tu sentido de la perspectiva. La técnica de respirar alternando los orificios nasales es muy simple y consiste en inspirar por un orificio nasal y espirar por el otro. Para favorecer dicho proceso, usa el pulgar y los dedos adoptando la posición conocida como *Vishnu Mudra* para cerrar uno u otro orificio nasal.

Según la teoría yóguica, la respiración alternando los orificios nasales equilibra dos canales de energía *(nadis)* del cuerpo. Dichos *nadis*, *Ida* y *Pingala*, son de carácter opuesto. El *nadi Ida* está asociado al reposo, en tanto que el *nadi Pingala* está asociado al estado de alerta. Al respirar por el orificio derecho y el izquierdo, equilibramos el flujo de energía *(prana)*, lo cual produce un estado de armonía y equilibrio en el sistema nervioso y disipa la ansiedad.

Es posible que este tipo de respiración requiera un poco de práctica, pero con unas pocas sesiones en casa podemos lograr familiarizarnos con ella. El único requisito previo es que ambos orificios estén despejados, así que tal vez tengas que evitar esta práctica si estás resfriado, si tienes la fiebre del heno o la nariz tapada. Durante todo el ejercicio, respira despacio, profundamente, con suavidad y fluidez. Haz que el aire llegue hasta el abdomen *(véase* pág. 26). Mantén los músculos faciales relajados y concentra tus pensamientos en el flujo de tu respiración.

RESPIRACIÓN ALTERNANDO LOS ORIFICIOS NASALES

Siéntate erguido en una silla de respaldo recto *(véase* pág. 45) o en el suelo con las piernas cruzadas. Adopta la posición *Vishnu Mudra* con la mano derecha doblando los dedos índice y corazón hacia la palma. Apoya la mano izquierda sobre la rodilla izquierda. A continuación cierra el orificio nasal derecho con el pulgar derecho e inspira profundamente por el orificio izquierdo. Después cierra el orificio izquierdo con los dedos anular y meñique. Aguanta la respiración unos segundos. (Mantén el pulgar sobre el orificio derecho.) Retira el pulgar y espira por la orificio derecho. Acto seguido inspira por el orificio derecho y luego ciérralo con el pulgar. Aguanta la respiración un momento y luego libera el orificio izquierdo y espira. Ésta es una serie completa de respiración alternando la orificios nasales. Procura completar al menos diez series.

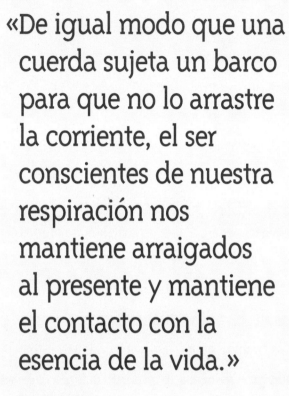

«De igual modo que una cuerda sujeta un barco para que no lo arrastre la corriente, el ser conscientes de nuestra respiración nos mantiene arraigados al presente y mantiene el contacto con la esencia de la vida.»

Bhagavad Gita

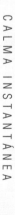

EL REIKI EN EL TRABAJO

El reiki es una terapia japonesa que equilibra el flujo de energía interna mediante la «imposición de manos». Es seguro y sencillo de practicar, y constituye una estupenda técnica de autoayuda especialmente adecuada para efectuarla en el lugar de trabajo cuando se sufre estrés, ansiedad o dolor de cabeza. *Rei* puede traducirse como «consciencia espiritual», y *ki* (como el *chi* y el *qi*) significa «energía de fuerza vital». Como otras terapias, interviene en esa energía de fuerza vital que fluye a través de nosotros.

ENCUENTRA TU VERDADERO YO

A diferencia de las terapias que implican movimiento, masaje, presión o manipulación, el éxito del reiki depende única y exclusivamente del empeño del sanador —ya sea un maestro de reiki o tú mismo— y de la presencia curativa de las manos sobre el cuerpo. El reiki se describe en ocasiones como una cura espiritual que nos pone en sintonía con nuestro verdadero yo. Las personas entrenadas en el reiki reciben un proceso de iniciación durante el cual son «despertadas de nuevo» por un maestro de reiki, y a partir de ese momento son capaces de transmitir energía a través de las manos durante el resto de su vida.

TRATAR LOS DESEQUILIBRIOS DE ENERGÍA

Aunque uno no haya sido iniciado, puede utilizar el reiki como terapia natural aplicada por uno mismo sobre uno mismo. Las posiciones reiki de las manos que se indican a continuación pretenden tratar desequilibrios de energía en la cabeza y en la garganta. La primera posición de las manos (1) puede aliviar dolores de cabeza, migrañas, alergias, dolor de muelas y congestión de las vías respiratorias superiores. La segunda posición de las manos (2) mejora el funcionamiento de la mente y alivia el dolor de cabeza, la migraña y el estrés. La tercera posición de las manos (3) estimula la energía y alivia el estrés y el nerviosismo. La cuarta posición de las manos (4) puede aliviar el dolor de cabeza, la migraña y algunos problemas oculares.

Para practicar el reiki en ti mismo, asegúrate en primer lugar de que estás relajado y cómodamente sentado con la columna recta. Si lo deseas, puedes permanecer sentado frente a tu mesa de trabajo. Respira por la nariz y haz que el aire de tu respiración llegue al abdomen. Mientras practiques el reiki, concéntrate en el sitio donde tienes apoyadas las manos, ya que se dice que la energía fluye hacia donde va la mente.

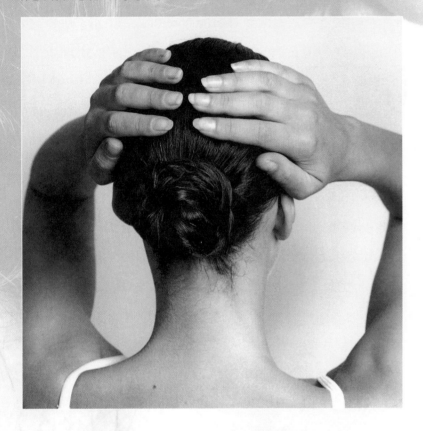

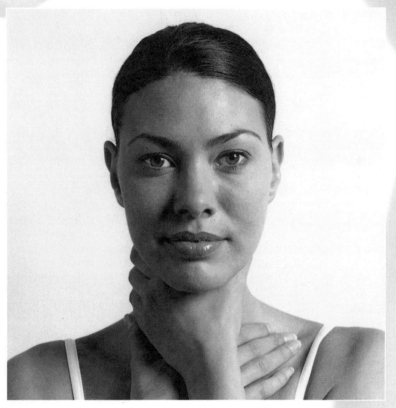

(1) Cúbrete la cara con las manos apoyando las yemas de los dedos en la frente. (2) Coloca las manos sobre la cabeza con las yemas de los dedos apoyadas en el centro de la coronilla y las palmas a ambos lados de la cabeza (arriba, izquierda). (3) Coloca suavemente una mano alrededor de la garganta y la otra plana sobre el pecho justo debajo de la primera (arriba, derecha). (4) Lleva las manos a la parte posterior de la cabeza. Apoya la base de las manos en la base del cráneo, con las yemas de los dedos extendidas hacia arriba, y junta los pulgares y las puntas de los dedos de las dos manos para que formen una especie de triángulo.

ALIVIO MEDIANTE LA ACUPRESIÓN

La acupresión se utiliza en China desde hace miles de años para aliviar dolencias menores. Puedes practicarla sentado frente a tu mesa para superar pequeños problemas propios del trabajo: fatiga ocular, rigidez en los hombros, etc. Los síntomas propios de una salud deficiente se atribuyen a bloqueos de la energía vital (el *chi*) en el organismo. Ambas terapias pretenden liberar el *chi* bloqueado actuando sobre los catorce canales (meridianos) que conducen el *chi* a través del cuerpo. Pero en tanto que la acupuntura implica el uso de finas agujas, la acupresión sólo hace uso de la presión con las yemas de los dedos.

Hay puntos de acupresión repartidos por todo el cuerpo y situados en lugares concretos de cada meridiano. Dichos puntos reciben el nombre del meridiano sobre el que se hallan. La mayoría de los puntos de acupresión se encuentran en parejas simétricas. Cada uno de ellos se utiliza para tratar una serie de dolencias.

CÓMO APLICAR PRESIÓN

Cuando practiques la acupresión, aplica una presión firme y constante usando la yema del dedo. Los expertos recomiendan un grado de presión a medio camino entre el placer y el dolor. Coloca el dedo (por lo general el dedo corazón) en ángulo recto con la superficie de la piel y mantén la presión durante unos veinte segundos.

Si no estás seguro de estar apretando en el lugar adecuado, sondea la zona hasta que encuentres un punto sensible y dolorido o una sensación de hormigueo; eso indicará que has dado con el lugar correcto. Concéntrate en aplicar la presión en el interior de la parte del cuerpo que estás trabajando. Deja de hacer presión durante diez segundos, y luego vuelve a apretar durante veinte segundos más. Repítelo hasta seis veces. No te olvides de presionar los puntos situados a ambos lados del cuerpo. Repite este proceso varias veces durante las siguientes horas o hasta que cesen los síntomas.

Asegúrate de tener las uñas cortas para no rasgar la piel, o bien aprieta con los nudillos en lugar de usar las yemas de los dedos. (También sirve la goma de borrar que tienen algunos lápices.) Si estás embarazada o sufres alguna enfermedad seria, debes consultar a un experto en medicina tradicional china antes de usar la acupresión para tratarte tú misma.

DOLOR DE CABEZA (izquierda)

Para aliviar un dolor de cabeza causado por la tensión, presiona el punto LI 4, situado en el centro de la parte carnosa que hay entre el pulgar y el índice.

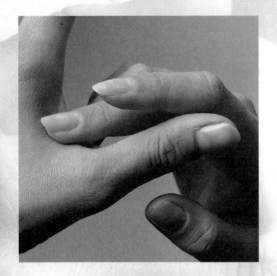

ANSIEDAD (derecha)

Si sientes ansiedad o turbación, aplica una presión firme sobre el punto CV 17, situado en el meridiano del *vaso de la concepción*. Este punto se conoce también como el mar de la tranquilidad, y se encuentra en el centro del esternón, tres dedos por encima de la base del hueso.

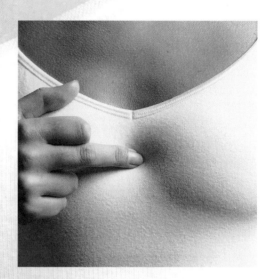

ESTRÉS (izquierda)

Como antídoto contra el estrés, presiona el punto P 6 del meridiano del pericardio. Se encuentra situado entre dos tendones de la cara interna del brazo, a dos o tres dedos de distancia del pliegue de la muñeca. Cierra con fuerza el puño para que te resulte más fácil localizar los tendones.

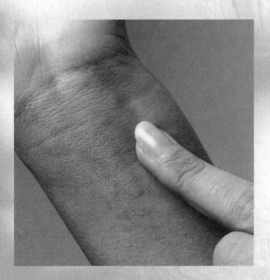

FATIGA (derecha)

Para aliviar la fatiga, presiona el punto ST 36 del meridiano del estómago, situado cuatro dedos por debajo de la rodilla, en la parte externa de la espinilla. También es útil el punto SP 6 del meridiano del bazo: presiona tres dedos por encima del tobillo, justo al borde de la espinilla.

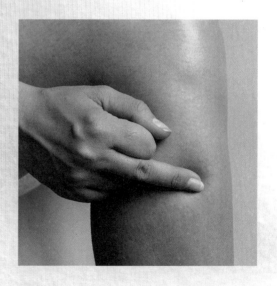

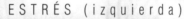
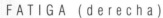
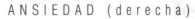

CONSERVAR LA FLEXIBILIDAD

Pasarse el día sentado frente a un escritorio puede hacer que el cuerpo pierda su flexibilidad natural. La mejor manera de prevenir dichos problemas es interrumpir la jornada de trabajo con intervalos de actividad, como dar un pequeño paseo. También puede servir de ayuda la siguiente serie de estiramientos; requieren poco espacio y todos pueden realizarse de pie. Si andas corto de tiempo, puedes modificar la serie para realizarla sentado (simplemente omite los pasos 5 y 6), siempre que te levantes y te muevas un poco cada cierto tiempo.

El primer estiramiento libera la tensión y favorece la movilidad de los hombros. Los siguientes cuatro estiramientos mejoran la postura y el equilibrio y proporcionan un ejercicio rápido para hombros, brazos, muñecas y dedos, lo cual resulta ideal si llevas mucho tiempo trabajando con un teclado. La flexión hacia delante afloja el cuello, los hombros y la espalda, además de mejorar el riego sanguíneo al cerebro. Las dos últimas posturas mejoran la circulación y la flexibilidad de las piernas y los pies, lo que contribuye a impedir que se acumule la sangre en las extremidades inferiores cuando pasas mucho tiempo sentado. Realiza este ejercicio cada vez que puedas.

EJERCICIO PARA LA FLEXIBILIDAD

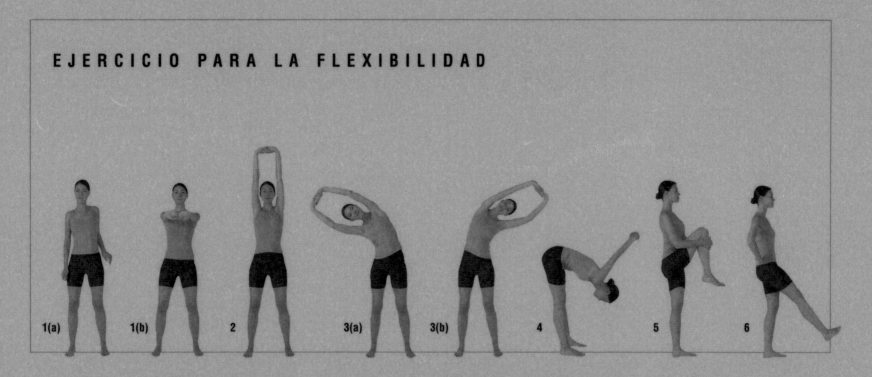

1(a)   1(b)   2   3(a)   3(b)   4   5   6

1 (a) De pie, con los brazos en los costados y los pies un poco separados. Gira despacio los hombros en círculo, adelante y atrás; al menos cinco veces. (b) Estira los brazos hacia fuera ante ti y entrelaza los dedos. Empuja con las palmas hacia fuera.

2 Levanta los brazos por encima de la cabeza, con las palmas mirando al techo. Mantén los hombros relajados.

3 (a) Inclina el torso hacia la derecha. Vuelve al paso 2. (b) Repite el movimiento hacia la izquierda. Baja los brazos a los costados.

4 Con los pies separados según la anchura de las caderas, entrelaza los dedos a tu espalda y dóblate hacia delante por la cintura todo lo que puedas. Estira los brazos y levántalos. Mantén esta posición unos momentos.

5 Levanta la rodilla derecha hacia el pecho. Agarra la pierna por debajo de la rodilla y tira hacia ti. Repite con la pierna izquierda.

6 Apoya todo el peso en la pierna izquierda y extiende la derecha en línea recta ante ti. Haz rotar el tobillo tres veces en el sentido de las agujas del reloj y otras tres veces en sentido contrario. Deja la pierna derecha en el suelo y repite con la izquierda.

EJERCICIO PARA LA FLEXIBILIDAD

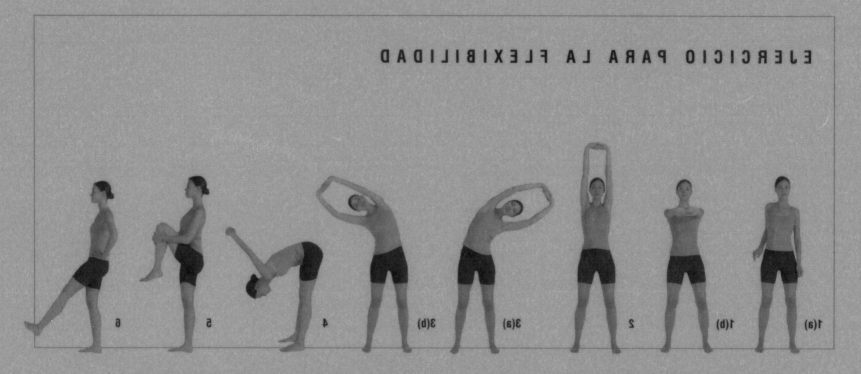

1 (a) De pie, con los brazos en los costados y los pies un poco separados. Gira despacio los hombros en círculo, adelante y atrás; al menos cinco veces. (b) Estira los brazos ante ti y entrelaza los dedos. Empuja con las palmas hacia fuera.

2 Levanta los brazos por encima de la cabeza, con las palmas mirando al techo. Mantén los hombros relajados.

3 (a) Inclina el torso hacia la derecha. Vuelve al paso 2. (b) Repite el movimiento hacia la izquierda. Baja los brazos a los costados.

4 Con los pies separados según la anchura de las caderas, entrelaza los dedos a tu espalda y dóblate hacia delante por la cintura todo lo que puedas. Estira los brazos y levántalos. Mantén esta posición unos momentos.

5 Levanta la rodilla derecha hacia el pecho. Agarra la pierna por debajo de la rodilla y tira hacia ti. Repite con la pierna izquierda.

6 Apoya todo el peso en la pierna izquierda y extiende la derecha en línea recta ante ti. Haz rotar el tobillo tres veces en el sentido de las agujas del reloj y otras tres veces en sentido contrario. Deja la pierna derecha en el suelo y repite con la izquierda.

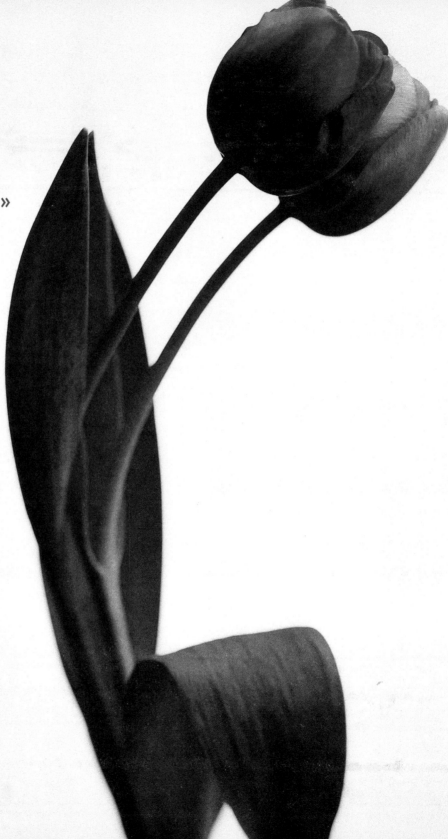

«Aprecia lo que tienes y
siempre tendrás suficiente.»

Tao Te Ching

LIBERAR LA TENSIÓN

La tensión corporal, cuando se está trabajando, puede estar causada por una mezcla de factores mentales y físicos. Por ejemplo, el estrés que provoca asumir una enorme carga de trabajo y cumplir ajustados plazos de entrega puede provocar tensión y dolor en el cuello y en los hombros. Una mala postura, o permanecer largos períodos de tiempo sentado o de pie en la misma posición puede conllevar rigidez crónica y dolor de espalda. Si tu puesto de trabajo está mal diseñado, puede obligar a que tu cuerpo se adapte en una postura mal alineada y te haga vulnerable a lesiones debidas a la tensión repetitiva.

Muchos de los siguientes ejercicios están pensados para aliviar la tensión de los músculos del cuello y de la espalda mediante una combinación de estiramientos y giros. También puede acumularse tensión alrededor de la mandíbula y de los ojos. La articulación de la mandíbula (articulación temporomandibular) está rodeada de músculos que permiten una amplia gama de movimientos. Si permaneces sentado con la mandíbula cerrada con fuerza o haces rechinar los dientes, esos músculos pueden sufrir una tensión crónica y dar lugar a dolor facial y dolores de cabeza debidos a la tensión. (Ten en cuenta que los dientes sólo necesitan juntarse al masticar comida.)

Empieza por identificar tus puntos de tensión personales. Por ejemplo, si sabes que tu cuello tiende a tensarse o a dolerte, haz el esfuerzo de practicar unas cuantas rotaciones de cabeza cada vez que pienses en ello o, si quieres ser más disciplinado, cada hora en punto. Lo importante antes que nada es impedir que aparezca la incomodidad, no esperar a sentir el dolor.

La mayoría de los siguientes ejercicios pueden realizarse sentado; se tarda sólo uno o dos minutos. En caso de necesitar un estiramiento a fondo puedes hacerlos uno tras otro, si quieres; si no, hazlos de uno en uno para aliviar dolores determinados o escoge los destinados a puntos de tensión y realízalos con regularidad. La mayoría de los ejercicios están basados en antiguas técnicas de yoga, de varios miles de años de antigüedad.

PARA ALIVIAR LA TENSIÓN DE CUELLO, ESPALDA, BRAZOS Y HOMBROS

El siguiente estiramiento de espalda y brazos es fantástico cuando uno lleva largo tiempo sentado frente a una mesa. No te avergüences de lo que puedan pensar tus compañeros de trabajo; haz que también ellos participen.

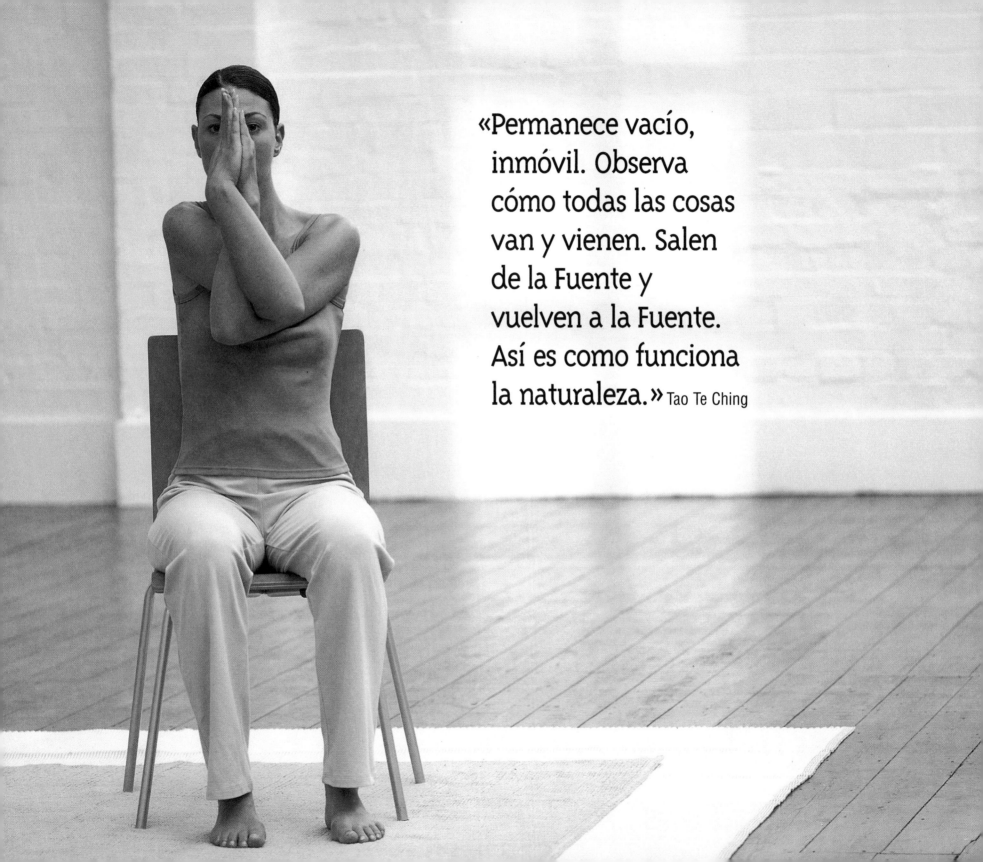

«Permanece vacío, inmóvil. Observa cómo todas las cosas van y vienen. Salen de la Fuente y vuelven a la Fuente. Así es como funciona la naturaleza.» Tao Te Ching

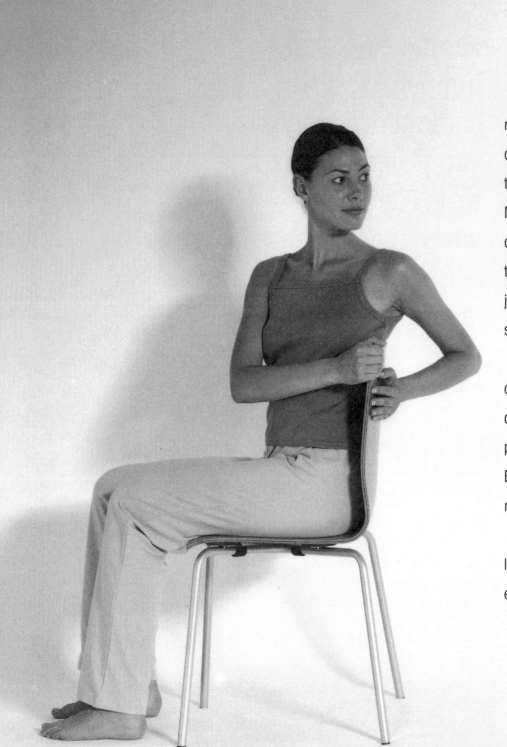

Ponte de pie, de cara a una silla (lo ideal es una que no se mueva; de no ser así... ten cuidado). Estira los brazos por encima de la cabeza y dóblate suavemente por la cintura hasta que la parte superior de tu cuerpo forme un ángulo recto con las piernas. Mantén las rodillas ligeramente flexionadas. Agárrate al respaldo de la silla y alarga todo lo que puedas el cuello y la columna vertebral. Estira también los dedos (sobre todo si has estado trabajando con un teclado). Aguanta el estiramiento durante unos diez segundos.

Para estirar el cuello, siéntate en una silla y mira al frente, cerciorándote de tener la cabeza perfectamente alineada con el cuello y la columna. Espira y gira despacio la cabeza todo lo que puedas hacia la derecha, sin forzar. Inspira y regresa al centro. Espira y gira lentamente la cabeza hacia la izquierda. Repite durante un máximo de dos minutos.

Para estirar la parte superior de la espalda, siéntate en una silla y apoya la barbilla en el pecho, entrelaza los dedos y apóyalos en la parte de atrás de la cabeza (pero no en el cuello). A continuación, deja que se relajen los brazos suavemente para que su peso estire los músculos del cuello y de la espalda. Después gira la cabeza a la derecha ligeramente y luego a la izquierda también con suavidad. Vuelve al centro y suelta las manos.

Si todavía sientes rigidez en brazos y hombros, siéntate en una silla y cruza el brazo derecho sobre el izquierdo, con las palmas hacia arriba. Acto seguido, flexiona los brazos y gira las manos para poder juntar parte de las palmas. Dirige la respiración al área situada entre los omóplatos. Para aumentar el estiramiento, alza un poco más los codos. Repite cruzando los brazos al revés (*véase* pág. 57).

PARA ALIVIAR EL DOLOR DE ESPALDA

He aquí un modo sencillo pero eficaz de aliviar el dolor de espalda que provoca el sentarse encorvado frente a una mesa. Siéntate en una silla y gira despacio a partir de las caderas de manera que el pecho quede frente al respaldo de la silla. Manteniendo el tronco recto, tuércete todo lo que puedas y mira por encima del hombro en el sentido del giro. Repite en la otra dirección (página opuesta).

PARA ALIVIAR LA TENSIÓN OCULAR Y FACIAL

Si padeces cansancio ocular, los siguientes ejercicios pueden aliviarte: alza la vista como si hubiera una manecilla de reloj que señalara las doce en punto justo por encima de tus ojos. Luego mira a la una, a las dos, a las tres, y así sucesivamente hasta recorrer el círculo completo. (Al alzar la vista no se te deben formar arrugas en la nuca.) Repite el ejercicio en el sentido contrario a las agujas del reloj. A continuación, frótate con fuerza las palmas de las manos y colócalas sobre los ojos cerrados para protegerlos totalmente de la luz. Apoya los codos en la mesa o en las rodillas e inclina la cabeza hacia delante. Respira profundamente.

Los músculos de la cara y de la mandíbula también son propensos a sufrir tensión, sobre todo si rechinas los dientes con frecuencia. Los siguientes ejercicios pueden servirte de ayuda. Siéntate con los brazos estirados, la columna recta y las palmas de las manos sobre las rodillas. Al inspirar, flexiónate ligeramente hacia delante, abre bien la boca y saca la lengua todo lo que puedas. Abre mucho los ojos y mírate la punta de la nariz. Estira los dedos y los brazos. Espira con fuerza diciendo «aah». Regresa a la posición inicial. Repítelo varias veces.

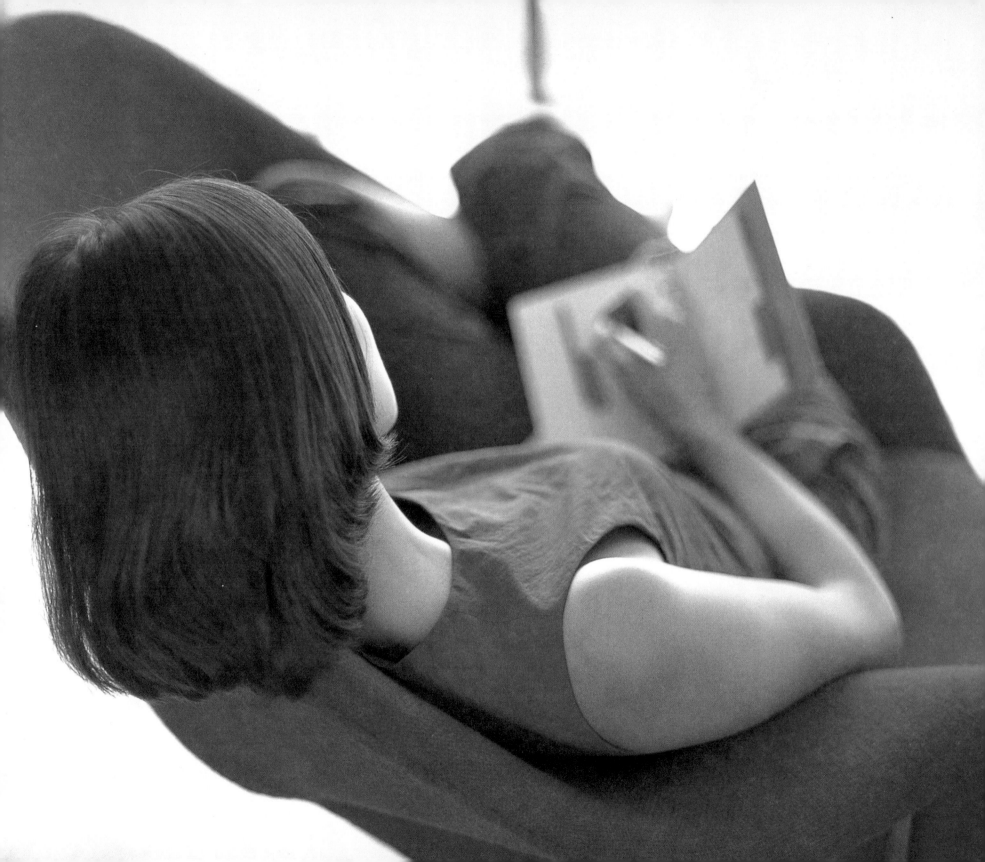

RELAJARSE

En el frenético mundo de hoy en día, repleto de teléfonos móviles, faxes y apretados horarios de trabajo, el arte de la relajación es algo que muchos de nosotros hemos olvidado. La auténtica relajación no consiste sólo en descansar el cuerpo, sino también en desconectar, en perder la cuenta del paso del tiempo, en sumergirse en el momento y olvidarse de uno mismo por completo.

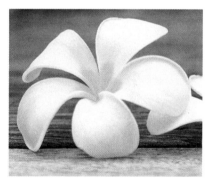

En este capítulo se exploran diferentes maneras de hacerlo, por ejemplo, mediante actividades creativas, pasando tiempo al aire libre en un entorno natural o redescubriendo el sentido de la diversión y el juego que teníamos en la infancia. También se exploran terapias orientales como el qigong, la respiración yóguica y la meditación, como formas de aportarle armonía al cuerpo y la mente y de garantizar una mayor relajación de ambos.

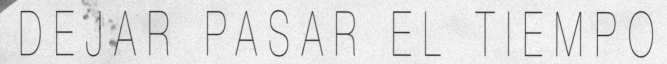

DEJAR PASAR EL TIEMPO

No es necesario ser esclavo del tiempo en todo momento. El primer paso para liberarse de la presión del tiempo y aprender a relajarse de verdad es ser consciente del insidioso efecto que puede ejercer el reloj en nuestra sensación de bienestar. Aunque no llevemos un reloj en la muñeca, una y otra vez se nos recuerda la hora en el despertador, la radio y la televisión. Para empeorar las cosas, nos vamos a la cama a una hora predeterminada, nos levantamos a una hora concreta y fichamos al entrar y salir del trabajo. Actualmente algunas empresas exigen a los empleados que den cuenta de unidades de tiempo cada vez más pequeñas, como medias horas o cuartos de hora, lo cual supone una presión para que estemos ocupados casi cada minuto del día.

Sin embargo, las consecuencias de correr siempre contra el reloj pueden resultar perniciosas: ansiedad, depresión, hipertensión arterial y otras muchas enfermedades relacionadas con el estrés. Para escapar de la tiranía del tiempo, es necesario cambiar nuestra forma de pensar en él. En lugar de considerarlo algo inmutable —segundos, minutos y horas que van transcurriendo uno tras otro de manera inexorable—, piensa en el tiempo como un concepto puramente social que puedes alterar para adaptarlo a tus necesidades.

CREA TU PROPIO RELOJ

Tal vez te ayude a romper las limitaciones del reloj el hecho de entender cómo miden el tiempo otras culturas. En algunas zonas de la India el tiempo se describe en función de actividades o acontecimientos. Por ejemplo, la hora a la que regresan los rebaños de vacas se conoce como la «hora de limpiar el ganado». Algunas lenguas nativas del norte de América no tienen un vocablo específico para el tiempo, ni tampoco para los segundos, minutos u horas. En lugar de eso, tienen palabras para nombrar la luna, el día y la noche, la salida y la puesta del sol. En los bosques Andaman de la India, la gente trabaja según un «calendario de aromas», valiéndose de los olores cambiantes de las plantas y los árboles como indicación del paso de los meses.

TÓMATE TIEMPO LIBRE

Siempre que puedas, tómate tiempo para librarte del tiempo. Deja en casa el reloj y evita preguntar qué hora es. Sigue tu propio reloj corporal: come cuando tengas hambre, vete a la cama cuando estés cansado y duerme hasta que te sientas descansado. Un buen momento para hacer algo así es cuando estás de vacaciones. A muchos de nosotros nos resulta difícil relajarnos, incluso cuando nos tomamos un descanso laboral, de modo que resístete al impulso de estructurar el día según actividades y salidas.

CONTROLA TU TIEMPO

Dejando a un lado las vacaciones, también es importante reservar tiempo para ti mismo durante el resto del año. Los maestros de disciplinas orientales como el yoga recomiendan la meditación (*véase* pág. 78) como una forma de crear una zona «sin tiempo» en el día. Los expertos occidentales en gestión del tiempo sugieren que dediquemos un rato al ejercicio físico y al ocio en nuestra agenda diaria o semanal, y que procuremos no saltarnos esas sesiones por ningún motivo.

Otra manera de gestionar el tiempo es la de confeccionar listas de metas asequibles y asignarles prioridades. Acepta que tal vez no puedas alcanzarlas todas y que quizá tengas que tachar o delegar algunas que ocupan puestos inferiores en dicha lista. Entiende que es normal tener cierto volumen de trabajo acumulado por hacer y, por último, intenta elogiarte a ti mismo por las tareas que vas cumpliendo en lugar de criticarte por las que aún no has cumplido.

EL ARTE DEL ZEN

En tu búsqueda de la paz mental y espiritual tal vez te sirva de ayuda cambiar tu forma de ver el mundo y el lugar que ocupas en él. Un método adecuado para ello es el zen, una forma de budismo que tuvo su origen en la antigua China y que se extendió a Japón. El zen es conocido sobre todo como una senda espiritual o «manera de ser». La idea zen del «yo» difiere del concepto occidental. En Occidente nos vemos a nosotros mismos como individuos separados (y con frecuencia superiores) de las otras personas y del mundo natural. Nos definimos por nuestros pensamientos, sentimientos, relaciones y trabajos, y creemos poseer una identidad única que denominamos «yo». Los budistas zen dicen que ese «yo» es ilusorio: se trata simplemente del ego, un falso sentido de uno mismo que nos impide descubrir nuestra auténtica naturaleza. El zen pretende trascender el ego.

En el zen no existe distinción entre uno y el resto del universo, ni diferencia alguna entre nosotros y nuestras experiencias. En muchos sentidos, dicho estado de consciencia se asemeja al de los bebés, que experimentan la vida como un flujo de pura consciencia. Según un aforismo zen, «Nadie ve nada ni experimenta nada, simplemente existe el ver y el experimentar». Somos nuestras experiencias. La noción de desembarazarse del ego resulta profundamente liberadora, es el único modo verdadero de lograr la paz. En tanto nos identifiquemos mediante nuestro ego, seguiremos presos de una trampa en la que deberemos dominar el mundo o sufrirlo. Podemos aflojar la tenaza del ego comprendiendo que formamos parte del flujo universal de la vida y practicando el *wu wei*.

Este concepto zen significa «actuar de acuerdo con las cosas tal como existen, aceptar el flujo de la vida». Practicar el *wu wei* significa seguir la corriente en lugar de intentar nadar contra ella. Esto no quiere decir no hacer nada, sino aceptar la vida sin deseos, avaricia, anhelos, miedos, críticas, resentimientos ni juicios.

CAMINAR SEGÚN EL ZEN

Los monjes zen practican una disciplina denominada *kinhin*, que consiste en caminar. Parece sencillo, no hay más que centrarse en el hecho de desplazarse andando. Sin embargo, resulta muy difícil de llevar a cabo, pues la conciencia de estar caminando debe excluir todos los demás pensamientos y sensaciones. En efecto, el *kinhin* es un ejercicio de meditación en movimiento que limita la consciencia a un solo momento cada vez, y resulta profundamente relajante.

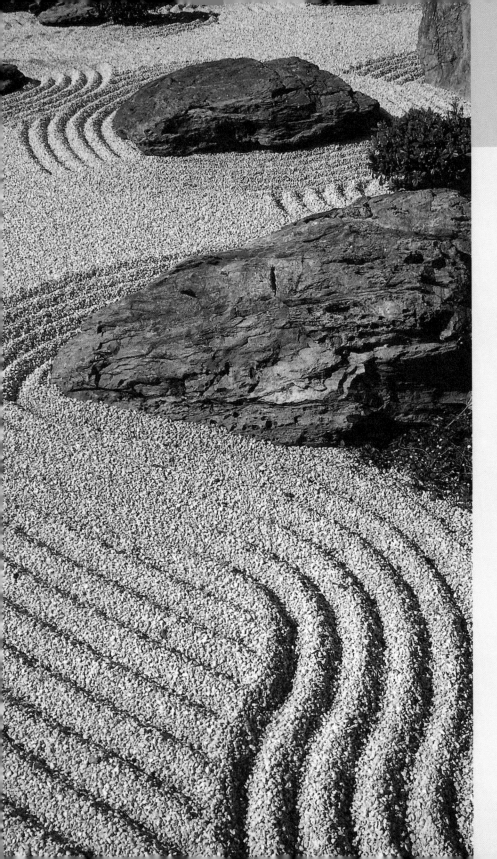

Planifica una ruta que requiera unos treinta minutos a un paso más o menos lento. Lo ideal es escoger una senda silenciosa que uno conozca bien, pues eso ayuda a eliminar distracciones. Al iniciar la meditación andando, fíjate en la sensación de tus pies dentro de los zapatos y en cómo se levantan e impactan contra el suelo. Identifica el momento preciso en que empieza cada acción. Camina más despacio y centra toda tu atención en los diminutos movimientos que tus pies realizan al levantarse, trasladarse y bajar de nuevo. Repite mentalmente la palabra «izquierdo» cuando tu pie izquierdo toque el suelo, y «derecho» cuando lo haga el derecho. Céntrate en unos tres pasos por delante de ti. Mantén este nivel de consciencia mientras dure el paseo.

Se necesita un poco de práctica para lograr el «conocimiento consciente», concepto budista que se refiere a sumergirse en el momento. Una señal de que estás adquiriendo esa clase de consciencia durante el *kinhin* es la sensación de que el tiempo se ralentiza y te permite observar sin prisas los pormenores de cada minúsculo movimiento de los pies, así como la sensación de que tus pies se disuelven, de que se hacen más ligeros, o que desaparecen y vuelven a aparecer.

APROVECHA TU CREATIVIDAD

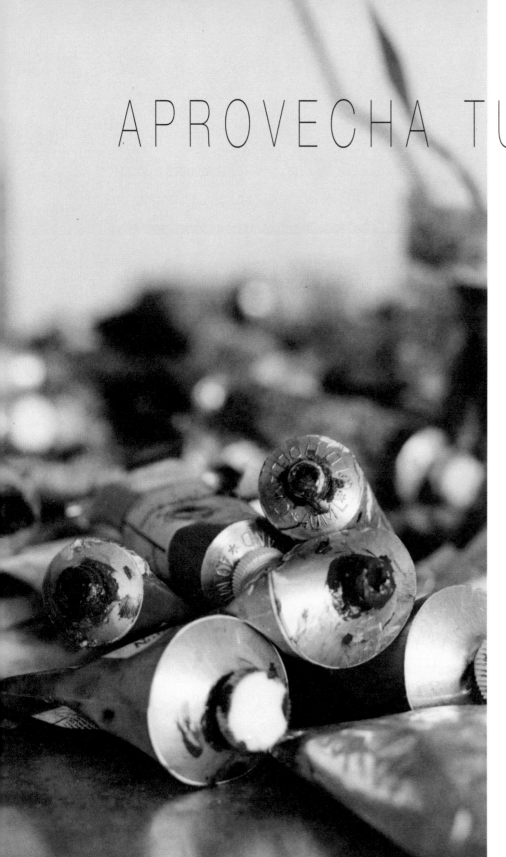

La creatividad es una manera de expresar tu yo más elevado, lo que los budistas llaman la «naturaleza de Buda». A diferencia de tus actividades cotidianas, la creatividad no persigue fin alguno, no es necesaria para tu supervivencia física y no es algo que los demás esperen de ti. Es, más bien, algo que haces por el mero placer de expresarte. Imagina un alfarero sentado en su rueda o un niño pequeño jugando: ambos están totalmente centrados en lo que hacen. Esa sensación de estar perdido en el momento es buena, nos aparta de la conducta mecánica habitual de la que la mente participa sólo a medias y nos lanza a la sensación de «vivir el momento presente».

VIVE EN PAZ CON TU FACETA CREATIVA

Aunque «vivir el momento presente» es un concepto budista, ha sido adoptado por los psicólogos occidentales, que lo denominan «fluir». Las personas que tienen la experiencia de «fluir» son menos conscientes del tiempo (las horas pasan volando como si fueran minutos), se sienten relajadas y en paz, libres de sentimientos de inseguridad, y totalmente en sintonía consigo mismas. Conseguir un «fluir creativo» es algo que cualquiera puede alcanzar, pero a veces es necesario desembarazarse antes de los siguientes obstáculos psicológicos.

Es posible que creas (aunque sea de manera inconsciente) que sólo debes expresarte de forma creativa si sabes hacerlo bien. A lo mejor piensas que no merece la pena escribir un cuento a no ser que sea lo bastante bueno como para publicarlo, o que pintar un cuadro es una pérdida de tiempo a menos que merezca la pena exponerlo. Tal vez hayas interiorizado esos prejuicios durante la infancia, quizás a causa de comentarios de tus padres o de tus profesores. Esas ideas pueden resultar inhibidoras en la edad adulta, ya que limitan tu faceta creativa.

SIÉNTETE LIBRE PARA COMETER ERRORES

Para superar el miedo al fracaso, concédete libertad para hacer algo mal. Pinta un cuadro o borda un tapete sólo como expresión artística. En realidad no importa el resultado, lo importante es el proceso. Intenta desembarazarte de tu ego.

Otro corsé de la creatividad es la idea preconcebida de que la expresión artística tiene un número limitado de formas. Quizá lo primero que te venga a la mente sea la pintura, la literatura o la músi-ca. Sin embargo, la creatividad es mucho más amplia que eso. Se puede ser creativo bailando, cocinando, al hacer una foto, decorando una habitación, plantando flores en una maceta o contando un cuento. También nos expresamos de manera creativa en nuestra manera de trabajar, de hacer el amor o de educar a nuestros hijos.

CÓMO EMPEZAR

Empezar suele ser el aspecto más difícil del trabajo creativo. Es fácil planificar algo, pero no tan fácil ejecutar dicho plan. Es muy posible que opinemos que tenemos cosas «más importantes» que hacer. Plantéale un reto a tus ideas fijas y oblígate a valorar el tiempo que dedicas a actividades creativas tanto como el del trabajo o las labores domésticas, si no más. Decide dedicar hoy una pequeña cantidad de tiempo a algún fin creativo. Si te sientes falto de inspiración, prueba a meditar, a practicar el yoga, a contemplar un cuadro hermoso o escuchar una música estimulante. Tal vez descubras también que llevar un diario es un buen modo de explorar y generar ideas creativas. Recuerda que no tienes por qué comenzar teniendo un objetivo creativo claro. Limítate a empezar a escribir, garabatear, bailar, pintar o tocar la guitarra y a ver qué ocurre.

DIVIÉRTETE

Es fácil olvidar que la vida también consiste en divertirse. Tal vez te digas que no tienes tiempo, que con diversión no se pagan las facturas, ni se limpia la casa ni avanzas en tu carrera profesional; dicho de otro modo, que la diversión no merece la pena. Ese punto de vista puede hacer que la vida nos parezca estéril. Las disciplinas espirituales orientales, como el budismo, hacen hincapié en el «ser» más que en el «hacer», y divertirse es una de las mejores maneras de «ser». La diversión y el disfrute se parecen en muchos sentidos al fluir que experimentamos cuando creamos música o meditamos.

CONVIERTE EL TIEMPO DE OCIO EN TIEMPO DE DIVERSIÓN

En lo relativo a divertirse, es importante comprender de que aunque tal vez dediquemos cierto tiempo al ocio, eso no es necesariamente lo mismo que divertirse. A menudo la gente comete el error de ocupar su tiempo de ocio con toda una serie de actividades que tienen una clara finalidad: hacer ejercicio en el gimnasio para adelgazar y estar en forma, pintar el trastero para aumentar el valor de la casa, o aprender algo nuevo para mejorar las perspectivas de trabajo. Es posible que esas cosas resulten beneficiosas, pero eso no implica que nos aporten alegría ni la sensación de estar inmersos en el momento presente, ajenos al paso del tiempo. He aquí una sencilla prueba: si te motiva más el resultado final que el proceso en sí, con toda probabilidad no te estarás divirtiendo.

APRENDE A REÍRTE

La risa tiene un efecto positivo en los procesos químicos del cerebro y en el estado de ánimo, alivia el estrés y la tensión y une a la gente que está a tu alrededor. Intenta apreciar el humor de todas las situaciones y ríete de ellas. Si los acontecimientos parecen conspirar contra ti, ríete de tu mala suerte. Haz que los demás vean el humor de una situación concreta.

Si la vida parece carente de alegría, procura entender por qué. Uno de los motivos más comunes por los que muchas personas no se divierten es que se sienten inseguras y temen hacer el ridículo. Si esto es lo que te sucede a ti, empieza por librarte de tus inhibiciones. No es necesario que te comportes como si fueras otra persona, simplemente empieza a rebasar tus barreras personales. Por ejemplo, si nunca cuentas chistes o anécdotas divertidas por miedo a parecer tonto, empieza por hacerlo hoy.

VIVE UNA SEGUNDA INFANCIA

Los niños son expertos en divertirse. Compara el día a día habitual de un niño con el de un adulto. Los niños dedican gran parte de su tiempo a jugar, a experimentar, a hacer tonterías... o sea, a divertirse. Sin embargo, los adultos tienden a pasar el día estresados, abrumados por sus responsabilidades y preocupados por las tareas que deben afrontar. Aprende la lección de los niños e incorpora el juego a tu vida diaria. Aprende a hacer las cosas que resultan agradables, divertidas o emocionantes.

Haz algo por simple diversión todos los días. Puede ser algo tan simple como sonreírle a un desconocido o detenerte en un parque cercano para montarte en los columpios, dar de comer a los patos o lanzar piedras a un estanque. Recuerda que no siempre necesitas tener un objetivo.

Prueba a correr cuesta abajo a toda velocidad, a zambullirte en la parte honda de una piscina, explorar un laberinto, hacer un dibujo absurdo o escribir una rima cómica. Incluye en tu diversión a otras personas: practica juegos de mesa con amigos, gasta bromas inofensivas o libra una batalla en el agua. Si necesitas inspiración, pasa algo de tiempo con niños pequeños… y ellos te darán la pista.

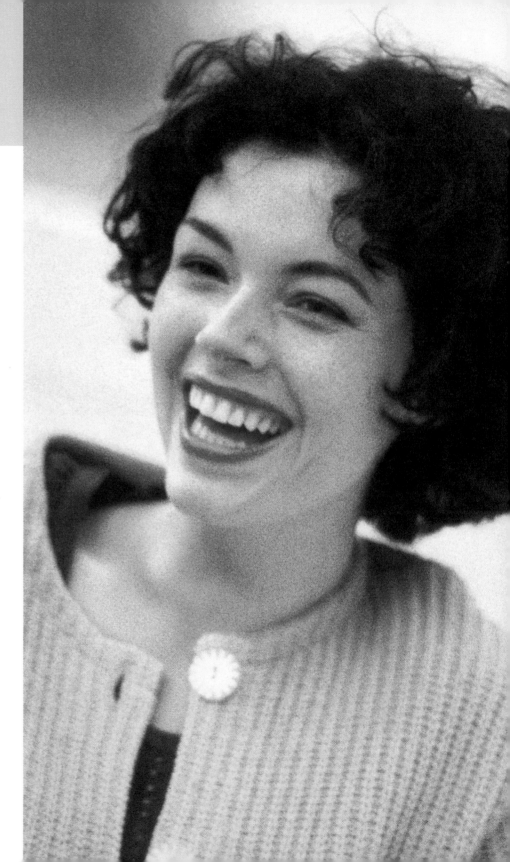

ESTA SERIE DE MOVIMIENTOS DEL QIGONG ES UNA AGRA-DABLE MANERA DE RELAJAR LA MENTE Y EL CUERPO Y DE SER MÁS CONSCIENTES DE NUESTRO FLUJO DE ENERGÍA

EJERCICIO DE RELAJACIÓN DEL QIGONG

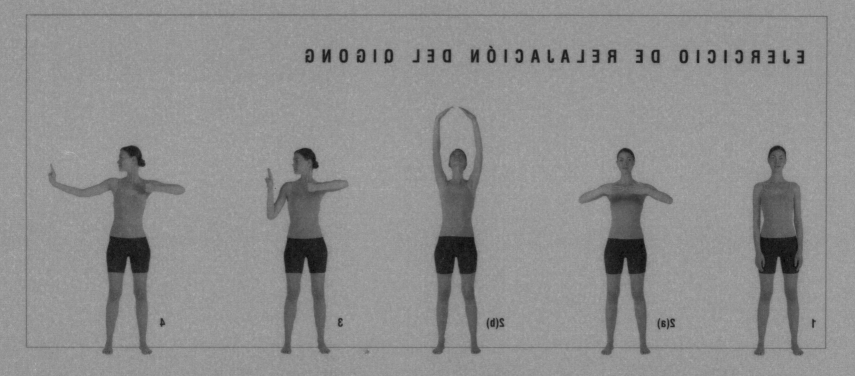

1 De pie, con los pies en paralelo. Mantén las rodillas flexionadas, los hombros relajados y los brazos en los costados. Imagina que tu cabeza se eleva, que tus pies echan raíces y que la parte media de tu cuerpo flota. Ésta es la postura Wu Chi.

2 (a) Espira y estira ambos brazos ante ti. Flexiona los codos con las palmas mirando hacia dentro y las puntas de los dedos casi en contacto. (b) Alza despacio los brazos al tiempo que vuelves las palmas hacia fuera al pasar frente a la cara. Empuja con las palmas hacia arriba y estira los brazos. Mírate las manos, inspira y baja los brazos. Repite los pasos 2(a) y 2(b) ocho veces.

3 Sitúate en la posición Wu Chi. Flexiona los codos y alza las manos a la altura del pecho. Vuelve la palma de la mano izquierda para que quede de cara a la izquierda y dobla hacia dentro el dedo pulgar, el anular y el meñique dejando el índice y el corazón señalando rectos hacia arriba. Mira a tu izquierda. A continuación eleva el codo derecho en ángulo recto con el cuerpo, como si sostuvieras la cuerda de un arco. Dobla hacia dentro los dedos de la mano derecha.

4 Espira y estira el codo derecho y el brazo izquierdo todo lo que puedas, a un lado y a otro, como si tensaras un arco. Inspira y vuelve a colocar los brazos frente al pecho. Repite este ejercicio en la otra dirección. Haz cuatro movimientos a cada lado.

EJERCICIO DE RELAJACIÓN DEL QIGONG

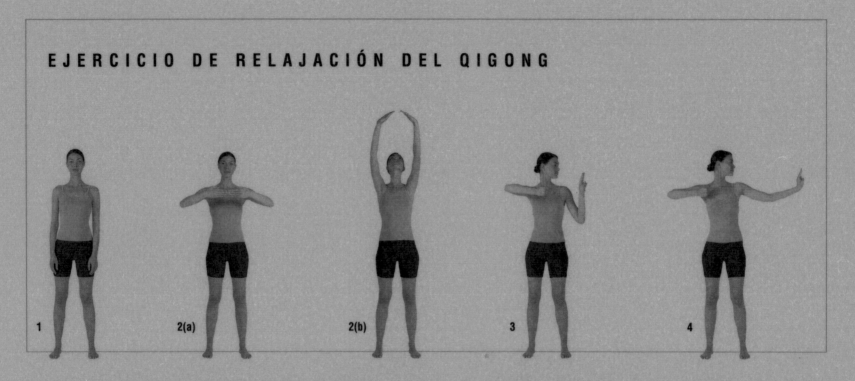

1 De pie, con los pies en paralelo. Mantén las rodillas flexionadas, los hombros relajados y los brazos en los costados. Imagina que tu cabeza se eleva, que tus pies echan raíces y que la parte media de tu cuerpo flota. Ésta es la postura Wu Chi.

2 (a) Espira y estira ambos brazos ante ti. Flexiona los codos con las palmas mirando hacia dentro y las puntas de los dedos casi en contacto. (b) Alza despacio los brazos al tiempo que vuelves las palmas hacia fuera al pasar frente a la cara. Empuja con las palmas hacia arriba y estira los brazos. Mírate las manos, inspira y baja los brazos. Repite los pasos 2(a) y 2(b) ocho veces.

3 Sitúate en la posición Wu Chi. Flexiona los codos y alza las manos a la altura del pecho. Vuelve la palma de la mano izquierda para que quede de cara a la izquierda y dobla hacia dentro el dedo pulgar, el anular y el meñique dejando el índice y el corazón señalando rectos hacia arriba. Mira a tu izquierda. A continuación eleva el codo derecho en ángulo recto con el cuerpo, como si sostuvieras la cuerda de un arco. Dobla hacia dentro los dedos de la mano derecha.

4 Espira y estira el codo derecho y el brazo izquierdo todo lo que puedas, a un lado y a otro, como si tensaras un arco. Inspira y vuelve a colocar los brazos frente al pecho. Repite este ejercicio en la otra dirección. Haz cuatro movimientos a cada lado.

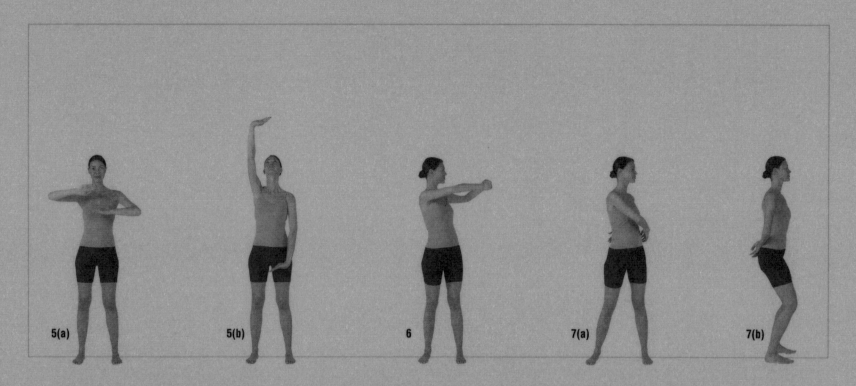

5(a) 5(b) 6 7(a) 7(b)

5 (a) De pie, en la postura Wu Chi. Flexiona los codos y eleva las manos a la altura del pecho. Gira el brazo derecho de modo que la palma mire hacia fuera. Gira el brazo izquierdo de modo que la palma mire hacia abajo. (b) Espira y empuja la palma derecha hacia el techo y la palma izquierda hacia el suelo. Mantén los brazos estirados y mírate la mano derecha. Inspira y vuelve a colocar los brazos a la altura del pecho. Repite el movimiento al otro lado. Haz cuatro movimientos a cada lado.

6 De pie, en la postura Wu Chi. Alza los brazos frente a ti para formar un círculo a la altura del pecho. Las palmas miran hacia dentro y las puntas de los dedos se tocan. Al espirar, vuelve el cuerpo hacia la izquierda y sube las manos a la altura de la cara. Inspira y vuelve a mirar al frente, al tiempo que bajas las manos hasta el pecho. Haz cuatro movimientos a cada lado.

7 (a) De pie, en la postura Wu Chi. Balancea los brazos y el cuerpo de izquierda a derecha. Al girarte hacia la izquierda, toca el riñón derecho con el dorso de la mano izquierda, y toca el lado izquierdo de tu abdomen con la palma derecha. Haz esto cuatro veces en cada sentido. (b) De pie, en la postura Wu Chi. Flexiona las rodillas. Apoya el dorso de las manos sobre los riñones. Flexiona más las rodillas y vuelve a estirarlas dejando que tus manos te masajeen. Hazlo ocho veces.

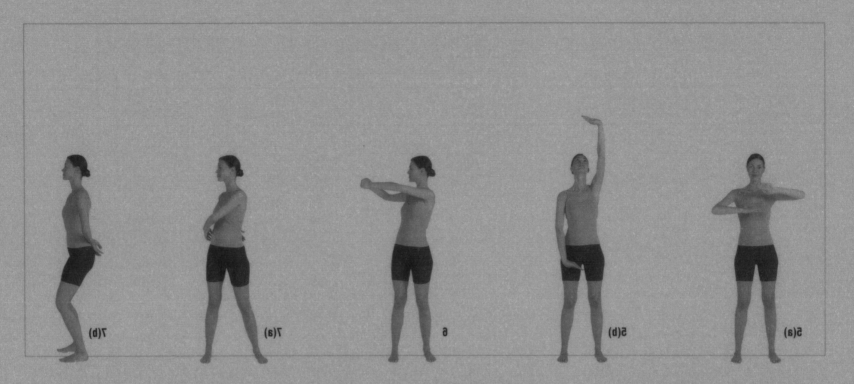

5 (a) De pie, en la postura Wu Chi. Flexiona los codos y eleva las manos a la altura del pecho. Gira el brazo derecho de modo que la palma mire hacia fuera. Gira el brazo izquierdo de modo que la palma mire hacia abajo. (b) Espira y empuja la palma derecha hacia el techo y la palma izquierda hacia el suelo. Mantén los brazos estirados y mírate la mano derecha. Inspira y vuelve a colocar los brazos a la altura del pecho. Repite el movimiento al otro lado. Haz cuatro movimientos a cada lado.

6 De pie, en la postura Wu Chi. Alza los brazos frente a ti para formar un círculo a la altura del pecho. Las palmas miran hacia dentro y las puntas de los dedos se tocan. Al espirar, vuelve el cuerpo hacia la izquierda y sube las manos a la altura de la cara. Inspira y vuelve a mirar al frente, al tiempo que bajas las manos hasta el pecho. Haz cuatro movimientos a cada lado.

7 (a) De pie, en la postura Wu Chi. Balancea los brazos y el cuerpo de izquierda a derecha. Al girarte hacia la izquierda, toca el riñón derecho con el dorso de la mano izquierda, y toca el lado izquierdo de tu abdomen con la palma derecha. Haz esto cuatro veces en cada sentido. (b) De pie, en la postura Wu Chi. Flexiona las rodillas. Apoya el dorso de las manos sobre los riñones. Flexiona más las rodillas y vuelve a estirarlas dejando que tus manos te masajeen. Hazlo ocho veces.

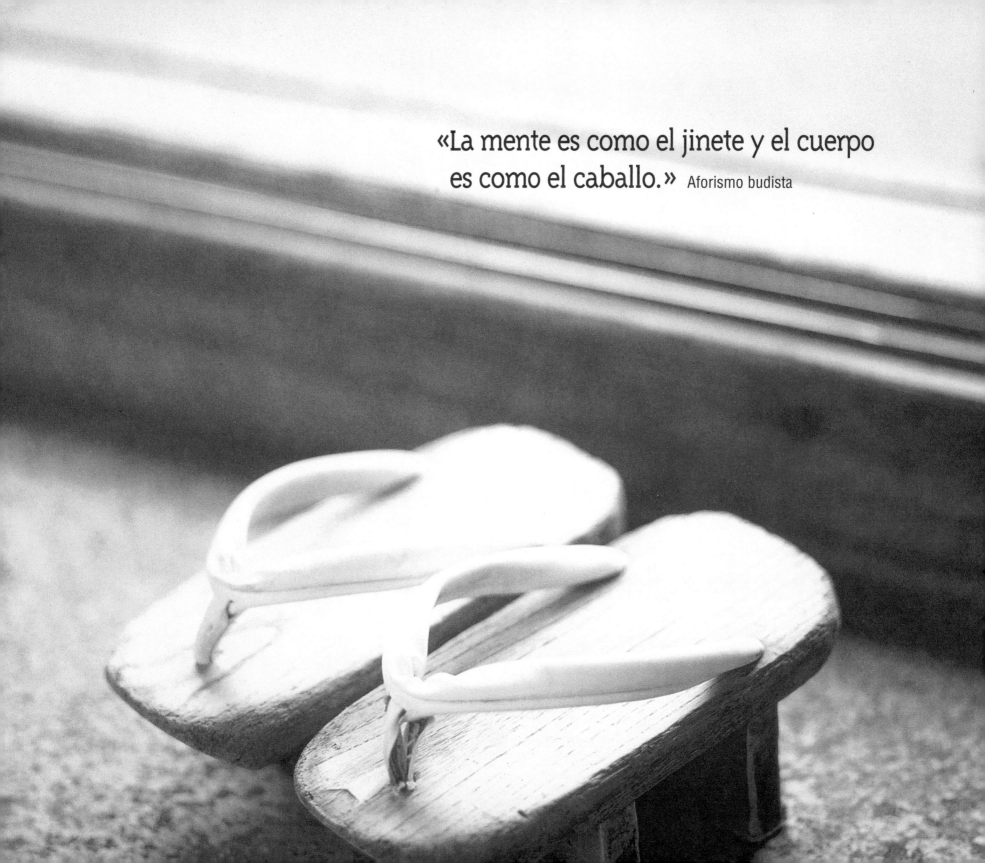

«La mente es como el jinete y el cuerpo es como el caballo.» Aforismo budista

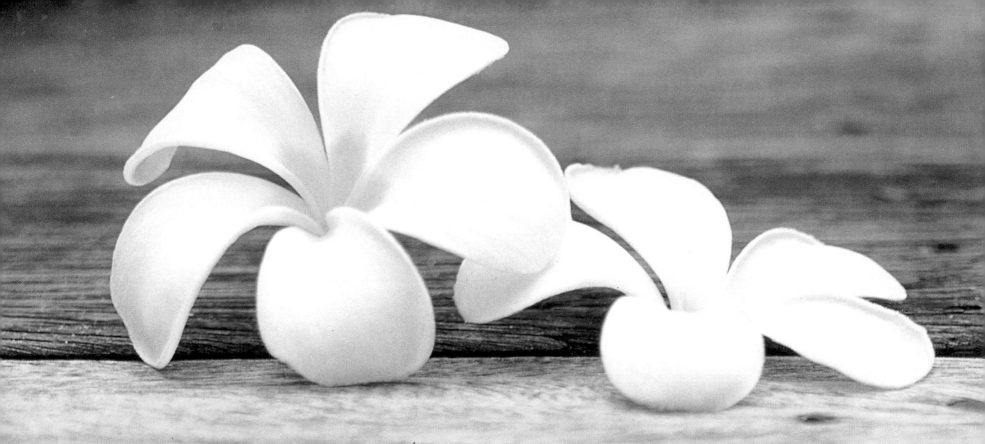

LA INSPIRACIÓN DE LA NATURALEZA

La naturaleza ejerce un influjo calmante sobre el espíritu. Los placeres sencillos como respirar aire fresco, sentir el sol en la piel y contemplar un bello paisaje son reconstituyentes naturales. La enormidad de la naturaleza pone en perspectiva los problemas humanos. Piensa en el poder del océano y en la fuerza de una montaña. Muchas posturas de yoga emulan cualidades del mundo natural: posturas erectas como la «postura de la montaña» (*véase* pág. 44) nos enseñan el valor de la solidez y del arraigo.

Formar un único ser con la naturaleza sirve de antídoto contra el mundo moderno, en el que estamos rodeados de objetos artificiales como ordenadores y televisores. La naturaleza libera el espíritu y nos permite sentirnos conectados con el universo.

Siempre que puedas, pasa un rato en un entorno natural: tiéndete de espaldas sobre la hierba y contempla las nubes, ve a una playa de noche y observa el mar a la luz de la luna, siéntate junto a un río o un arroyo e interioriza el sonido del agua al correr, asciende un cerro o una montaña simplemente para admirar el paisaje. Si vives en una ciudad, presta atención al cambio de las estaciones y a las señales de la naturaleza que te rodean: pájaros que anidan en el jardín, plantas y árboles que florecen en el parque, o una planta que tú plantaste y que crece con fuerza cada día.

PASA TIEMPO RODEADO DE NATURALEZA

Una manera apacible de pasar tiempo en relación con la naturaleza es practicar un ejercicio de yoga denominado *trataka*. Se trata de un ejercicio de limpieza de los ojos que facilita el estado mental adecuado para la meditación. Siéntate en una postura de meditación (*véanse* págs. 80-81) y escoge un rasgo del entorno natural: una flor, un árbol, una roca o la cumbre de una montaña lejana; algo que permanezca inmóvil y se encuentre más o menos a la altura de los ojos. Céntrate en ese objeto con los ojos abiertos. Míralo sin parpadear hasta que los ojos se te empiecen a llenar de lágrimas. A continuación cierra los ojos y visualiza ese objeto en tu mente. Abre los ojos de nuevo y continúa mirando el objeto. Repite la acción durante unos cuantos minutos.

EL BUDISMO EXTRAE DEL MUNDO NATURAL MUCHAS DE SUS ENSEÑANZAS:

En la naturaleza no existen objetivos ni ambiciones. La vida de plantas y animales se desarrolla sin ningún propósito especial. El objetivo de la naturaleza es «ser».

La naturaleza proporciona excelentes ejemplos de lo que es «no hacer nada»: el día alterna con la noche, a los árboles dormidos les nacen capullos, hojas y flores, dan fruto y después se desprenden de sus hojas y vuelven a dormirse. La quietud es tan importante como la acción.

La vida humana no está separada de la vida que la rodea. Formamos parte de un todo interconectado. La naturaleza nos proporciona alimento, hábitat y sostén para la vida. Somos parte de una amplia cooperación natural.

En la naturaleza no existe la presión del tiempo. Cada organismo funciona conforme a sus propios ritmos y ciclos.

La naturaleza es juguetona, impredecible, indomable. Los huracanes, los volcanes y los terremotos no son ni buenos ni malos, simplemente, «son».

LA PAZ A TRAVÉS DE LA MEDITACIÓN

La meditación es parte esencial de la mayoría de las prácticas espirituales orientales, pero en la actualidad muchas personas en Occidente meditan simplemente para relajarse. La medicina occidental reconoce la importancia de la meditación para aliviar el estrés, disminuir la presión arterial y mejorar la salud y el bienestar general. Sean cuales sean tus motivos para meditar, el resultado será el mismo: una intensa sensación de paz interior, de serenidad y de armonía con el mundo que te rodea.

En esencia, la meditación implica aquietar la mente para detener la cháchara habitual de pensamientos que nos acompaña durante el día. Gracias a la meditación, esa cháchara es sustituida por un estado de consciencia en el que uno se siente flotar en la corriente de la vida. Cuando practiques la meditación, incluso durante un breve espacio de tiempo, empezarás a apreciar la serenidad que puede aportarte.

Por lo general, la meditación empieza siendo algo así como unos fugaces momentos de concentración, a menudo descritos como «huecos entre pensamientos». Si practicas con regularidad, esos huecos se harán más grandes. Tal vez te ayude visualizar tus pensamientos como si se tratara de olas: tu objetivo consistirá en ampliar el hueco existente entre la cresta de una ola y la siguiente. Has de entender que cuando lleguen las olas, no serás barrido por ellas. Los tres métodos más utilizados son la meditación mediante la respiración, la meditación con mantras (cánticos) y la meditación centrada en un objeto, tal como la llama de una vela o un mandala o yantra (símbolos visuales que representan el universo). En cada uno de los métodos, la respiración, el objeto o el mantra se usan como un apoyo sobre el que descansar la mente. Prueba los diferentes métodos hasta que encuentres el que mejor se adapta a ti.

LA MEDITACIÓN MEDIANTE LA RESPIRACIÓN

Es posible que ya conozcas la práctica de centrarte en tu propia respiración. Sin embargo, durante la meditación deberás concentrarte en el ritmo de inspiración y espiración sin modificar su profundidad ni la duración de la misma. Respira por la nariz y haz que tu consciencia descanse en el punto de tus fosas nasales donde primero toca el aire. Si tus pensamientos se apartan de la respiración, vuelve a centrarlos sin estridencias pero con firmeza. Si te sirve de ayuda, prueba a contar las respiraciones (*véase* pág. 30).

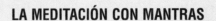

LA MEDITACIÓN CON MANTRAS

Los sonidos repetidos, o mantras, ayudan a que la mente adopte un estado de meditación. La sílaba «OM» es un mantra sagrado, ya que en el hinduismo es considerado el sonido del universo. Puedes usar este mantra o elegir otro propio, como «paz» o «amor único»; el que tenga sentido para ti. Repite tu mantra en voz alta y concéntrate en las vibraciones de ese sonido en tu mente, tu cuerpo y tu espíritu. Cuando tus pensamientos se desvíen del mantra, vuelve a centrarlos, despacio pero con seguridad, en el sonido rítmico que estás haciendo.

LA MEDITACIÓN CON UN OBJETO

La contemplación profunda de un objeto puede ayudarte a enfocar la mente hacia dentro y a encontrar el estado mental adecuado para la meditación. Puedes emplear cualquier objeto que tenga una forma nítida y que no distraiga demasiado. En lugar de mirarlo de manera activa o pensar en él, intenta interiorizar su forma, su color o su dibujo y deja que tus pensamientos se centren en eso. Si te distraes, utiliza el objeto para centrarte y volver a controlar tus pensamientos.

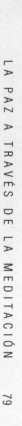

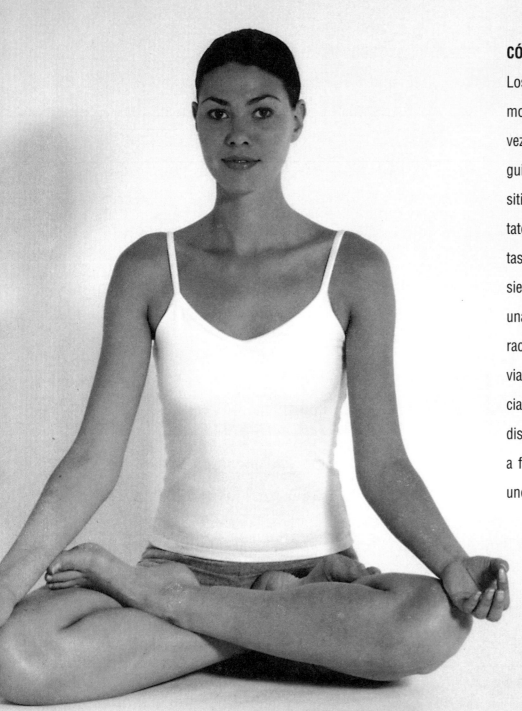

CÓMO EMPEZAR

Los expertos en meditación son capaces de meditar en cualquier momento y lugar. Sin embargo, cuando tú lo hagas por primera vez, procura facilitarte las cosas en la medida de lo posible siguiendo unas cuantas pautas sencillas. En primer lugar, busca un sitio tranquilo, como un dormitorio o un parque silencioso. Siéntate en una postura cómoda (las posturas que se muestran en estas páginas son algunas de las mejores para meditar). Si no te sientes cómodo, las necesidades de tu cuerpo pueden suponer una distracción considerable. Centra tu pensamiento en la respiración, el mantra o el objeto. Si tu pensamiento empieza a desviarse, guía tu mente con calma y sin crítica de vuelta a la esencia de tu meditación. No importa con qué frecuencia surjan las distracciones, debes decirte a ti mismo que eres capaz de volver a fijar tu atención en un solo punto. Procura practicar durante unos diez o quince minutos en cada ocasión.

POSTURAS PARA SENTARSE

Durante la meditación necesitas estar relajado (pero no soñoliento). Mantén la columna vertebral recta y erguida. Si lo prefieres, siéntate en una silla de respaldo recto con las manos sobre el regazo (*véanse* págs. 44-45). O si no, puedes sentarte con las piernas cruzadas o escoger una de las siguientes posturas. Descansa las manos sobre las rodillas y forma un círculo con el pulgar y el dedo índice, si lo deseas. Si eres capaz de permanecer cómodamente sentado en la postura del loto (la indicada en la página anterior), hazlo, pues es la mejor, ya que equilibra perfectamente tu cuerpo; pero sólo resulta apropiada si tienes gran flexibilidad. Siéntate en el suelo con las piernas estiradas. Después flexiona la rodilla izquierda y alza el talón del pie izquierdo para apoyarlo en la ingle, con la planta mirando hacia arriba. Luego flexiona la rodilla derecha y levanta el pie derecho, con la planta hacia arriba, para apoyarlo en la ingle.

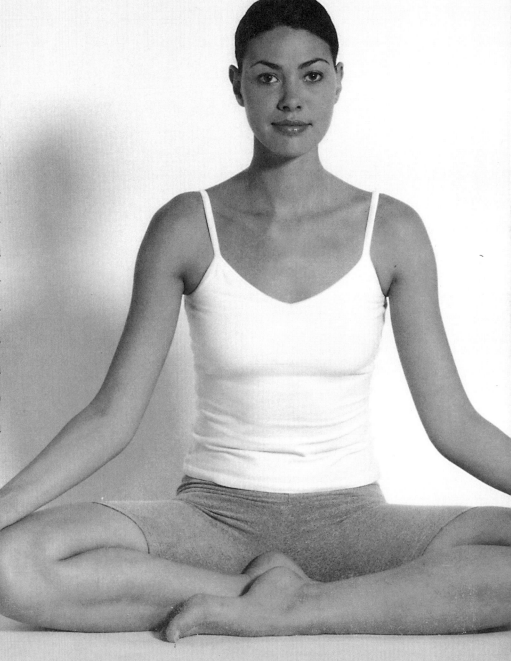

RELÁJATE RESPIRANDO

Ya tenemos una idea de lo relajante que puede ser la respiración. No obstante, dado que se trata de una de las herramientas más valiosas que podemos emplear para influir en nuestro estado mental, merece la pena que dediquemos ahora un poco de tiempo a explorar el modo en que los ejercicios respiratorios pueden ayudarnos a desarrollar una sensación de calma física y emocional que puede acompañarnos toda la vida. Al modificar nuestra manera de respirar, podemos ralentizar el ritmo cardíaco y reducir la presión arterial, lo cual contribuye a relajarnos y libera presiones del sistema cardiovascular, la parte del cuerpo más vulnerable al estrés.

Las tradiciones orientales hacen hincapié en la importancia de la respiración profunda para el bienestar de la mente, el cuerpo y el espíritu. En el yoga, una de las técnicas esenciales es el *pranayama* (control de la respiración). Los siguientes ejercicios respiratorios están basados en técnicas del *pranayama*. Puedes hacer uso de dichas técnicas cada vez que necesites relajarte, pero los mejores resultados se obtienen cuando se practican en sí, todos los días. Para aumentar el efecto relajante, imagina que todo tu estrés y toda tu ansiedad se derriten con cada espiración.

Existe un canal de comunicación entre tu cerebro y tu respiración. Emociones como la ira o la ansiedad van acompañadas de inspiraciones breves, superficiales y entrecortadas que penetran sólo un poco en los pulmones. Por el contrario, cuando estamos relajados realizamos inspiraciones largas y suaves que fluyen hasta lo más hondo de los pulmones. El siguiente ejercicio te ayudará a entender la conexión que existe entre emoción y respiración. Practícalo cuando te encuentres en diferentes estados mentales.

OBSERVA TU RESPIRACIÓN

Siéntate con las piernas cruzadas o en otra postura de meditación (*véanse* págs. 80-81) y toma conciencia de tu respiración. ¿Qué sientes? ¿Es suave, lenta y regular, o áspera, rápida y desigual? ¿O tiene algo de ambas cosas? A continuación coloca una mano sobre tu abdomen y la otra sobre el pecho, y fíjate en qué parte se eleva cuando inspiras. Compara tus inspiraciones con tus espiraciones: ¿son unas más cortas que las otras, o las dos duran lo mismo? Observar nuestros hábitos respiratorios nos enseña a ser conscientes de nuestra respiración, de ese modo podemos manipularla para relajarnos.

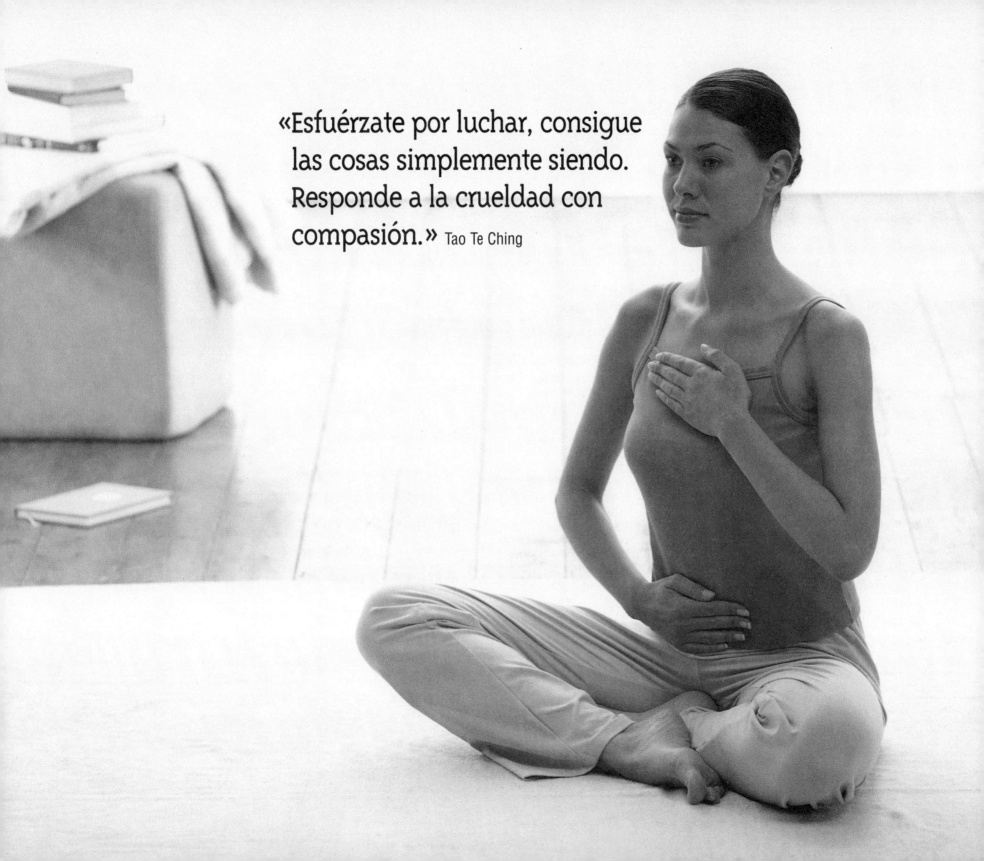

«Esfuérzate por luchar, consigue las cosas simplemente siendo. Responde a la crueldad con compasión.» Tao Te Ching

La forma de respiración más relajante es la profunda. Se conoce como respiración abdominal, qigong o *dan tien* (*véase* pág. 24). Aunque el aire no llega literalmente hasta el abdomen, penetra hasta los conductos más profundos de los pulmones, lo cual empuja el diafragma hacia abajo y el abdomen hacia fuera.

RESPIRACIÓN ABDOMINAL

Para practicar la respiración abdominal, siéntate como antes, con una mano en el pecho y la otra sobre el abdomen. Haz un par de inspiraciones normales y después inspira profundamente por la nariz. Deja que el aire llegue hasta el fondo de los pulmones. Siente cómo se mueve el diafragma hacia abajo y cómo el abdomen empuja contra la palma de tu mano. Haz una breve pausa y acto seguido espira de forma suave y prolongada. Siente cómo se retrae tu abdomen bajo la palma de tu mano y cómo el diafragma regresa a su posición de descanso. Repítelo tantas veces como quieras.

Un método alternativo consiste en tenderse de espaldas con las piernas un poco separadas y las manos apartadas del cuerpo, con las palmas hacia arriba. Coloca un libro sobre tu abdomen, justo debajo del ombligo, y deja que tu cuerpo toque el suelo. A continuación, respira profundamente con el abdomen. Haz que el libro ascienda y descienda con cada inspiración y espiración. Si te sientes mareado, vuelve a respirar de forma normal y prueba de nuevo otro día. Si practicas la respiración abdominal con regularidad, tu sistema respiratorio ganará fuerza y elasticidad y la sensación de mareo desaparecerá. También notarás que la respiración profunda te aporta una sensación permanente de tranquilidad y aplomo.

RESPIRACIÓN PRÁNICA

«Respiración abdominal más imaginación» es una buena manera de resumir la técnica de la respiración *pránica*. Al tiempo que inspiras y espiras profundamente con el abdomen, trata de imaginar que el *prana* —la fuerza energética que proporciona la chispa de la vida a todo ser viviente— está alimentando todas las partes de tu cuerpo. Si te sirve de algo, ponte de pie e imagina el *prana* como una suerte de aire coloreado que tú absorbes a través de las plantas de los pies. Con cada inspiración ese aire coloreado asciende un poco más por el interior de tu cuerpo y va extendiéndose por todas las células.

Este ejercicio resulta adecuado en particular para ayudarte a relajarte si sufres tensión en una zona concreta del cuerpo. Valiéndote del poder de tu imaginación, dirige tu respiración a la zona en tensión. Imagina que cada espiración se lleva consigo la incomodidad y las tensiones. A medida que vayas adquiriendo experiencia en dirigir tu respiración de este modo, descubrirás que puedes «respirar» con partes del cuerpo que están muy alejadas de los pulmones, como las piernas o la cabeza.

AMPLIAR LA RESPIRACIÓN

Puedes combinar la respiración abdominal con una técnica de relajación denominada «ampliar la respiración». En el *pranayama*, la respiración se divide en tres fases: inspiración *(puraka)*, retención *(kumbhaka)* y espiración *(rechaka)*. Cada una de estas fases está asociada a diferentes cualidades especiales: la inspiración aporta energía y vitalidad, la retención (aguantar la respiración antes de espirar) permite que la energía fluya con libertad alrededor del cuerpo, y la espiración es relajación, descanso y limpieza. Al incrementar la duración de la espiración, se pueden aumentar los efectos relajantes de la respiración. El hecho de alargar la espiración produce un efecto tranquilizante sobre la mente, y limpia el cuerpo ayudando a expeler el aire rancio y residual que de otro modo permanece en los pulmones.

Empieza alargando más las espiraciones que las inspiraciones mientras practicas la respiración abdominal. Si lo haces con la mano en el abdomen, sentirás el fuerte movimiento ascendente de tu diafragma al expulsar el aire. Una vez que te sientas cómodo con esta técnica, intenta contener la respiración un poco después de cada espiración (evita aguantar la respiración si sufres hipertensión arterial o problemas de pulmón o corazón, o si estás embarazada).

A continuación, combina estas técnicas respirando según la pauta 1:1:2. Es decir, por poner un ejemplo, inspira contando hasta cuatro, aguanta la respiración contando hasta cuatro y luego espira contando hasta ocho.

Es posible que descubras que, en lugar de contar al tiempo que respiras, es más fácil respirar repitiendo en silencio las palabras *puraka*, *kumbhaka* y *rechaka*. Para conseguir la pauta 1:1:2 adecuada, debes inspirar al tiempo que pronuncias *puraka* una vez, contener la respiración mientras dices *kumbhaka* una sola vez y espirar pronunciando *rechaka* dos veces.

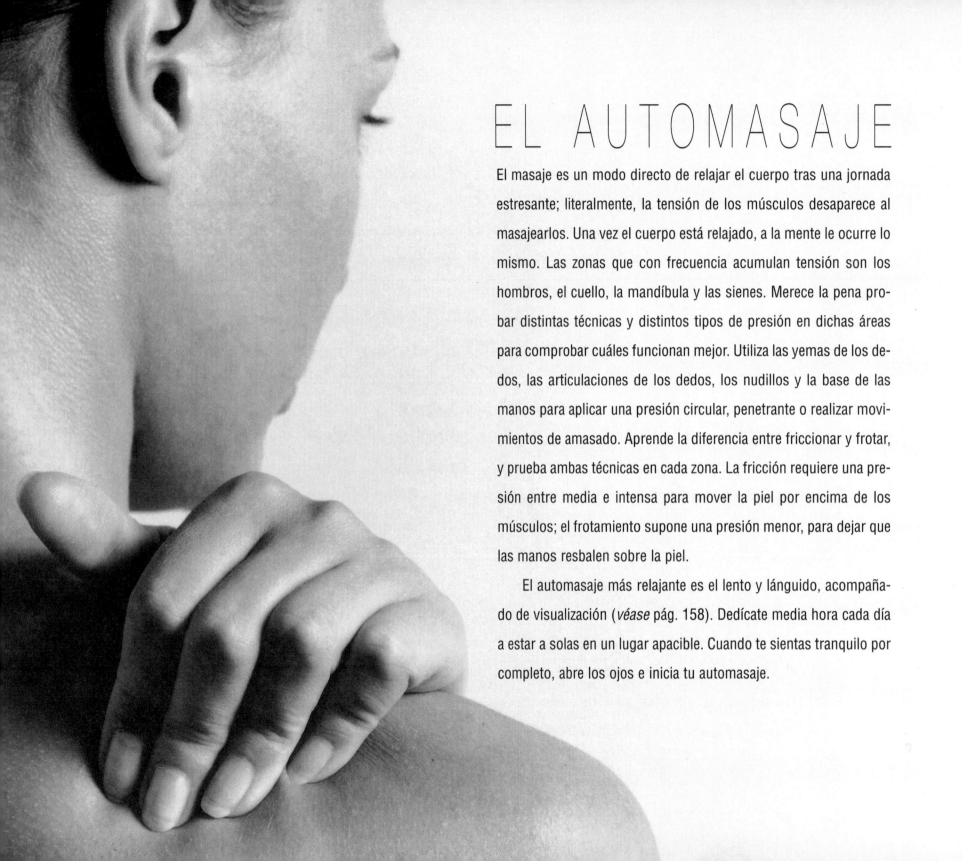

EL AUTOMASAJE

El masaje es un modo directo de relajar el cuerpo tras una jornada estresante; literalmente, la tensión de los músculos desaparece al masajearlos. Una vez el cuerpo está relajado, a la mente le ocurre lo mismo. Las zonas que con frecuencia acumulan tensión son los hombros, el cuello, la mandíbula y las sienes. Merece la pena probar distintas técnicas y distintos tipos de presión en dichas áreas para comprobar cuáles funcionan mejor. Utiliza las yemas de los dedos, las articulaciones de los dedos, los nudillos y la base de las manos para aplicar una presión circular, penetrante o realizar movimientos de amasado. Aprende la diferencia entre friccionar y frotar, y prueba ambas técnicas en cada zona. La fricción requiere una presión entre media e intensa para mover la piel por encima de los músculos; el frotamiento supone una presión menor, para dejar que las manos resbalen sobre la piel.

El automasaje más relajante es el lento y lánguido, acompañado de visualización (*véase* pág. 158). Dedícate media hora cada día a estar a solas en un lugar apacible. Cuando te sientas tranquilo por completo, abre los ojos e inicia tu automasaje.

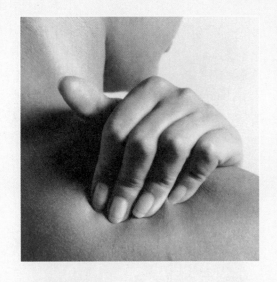

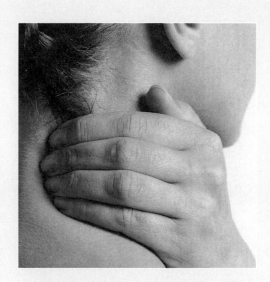

EN LOS HOMBROS (izquierda)

Flexiona el brazo y agárrate el hombro del otro lado. Masajea los músculos de la parte posterior ejerciendo una presión circular profunda con los dedos. Concéntrate donde encuentres nudos. Repite la acción al otro lado.

EN EL CUELLO (derecha)

Flexiona el brazo y coloca las yemas de los dedos en el lado contrario del cuello, hacia la espalda. Aplica presión con los dedos, empezando por la base del cuello y ascendiendo hacia la base del cráneo, para volver a bajar. Repite la acción al otro lado.

EN LA MANDÍBULA (izquierda)

Coloca las manos en las mejillas, abre bien la boca y vuelve a cerrarla: notarás cómo se mueven los músculos. A continuación, con la mandíbula relajada, aprieta las yemas de los dedos contra dichos músculos y muévelas despacio formando amplios círculos.

EN LAS SIENES (derecha)

Coloca las yemas de los dedos índice y corazón en las sienes, aplica una presión media y mueve los dedos despacio formando amplios círculo, primero en el sentido de las agujas del reloj y después en el sentido contrario.

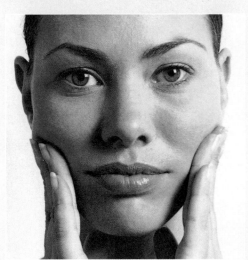

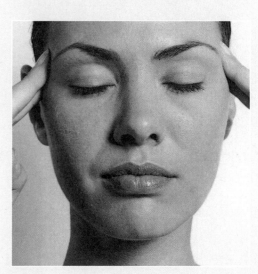

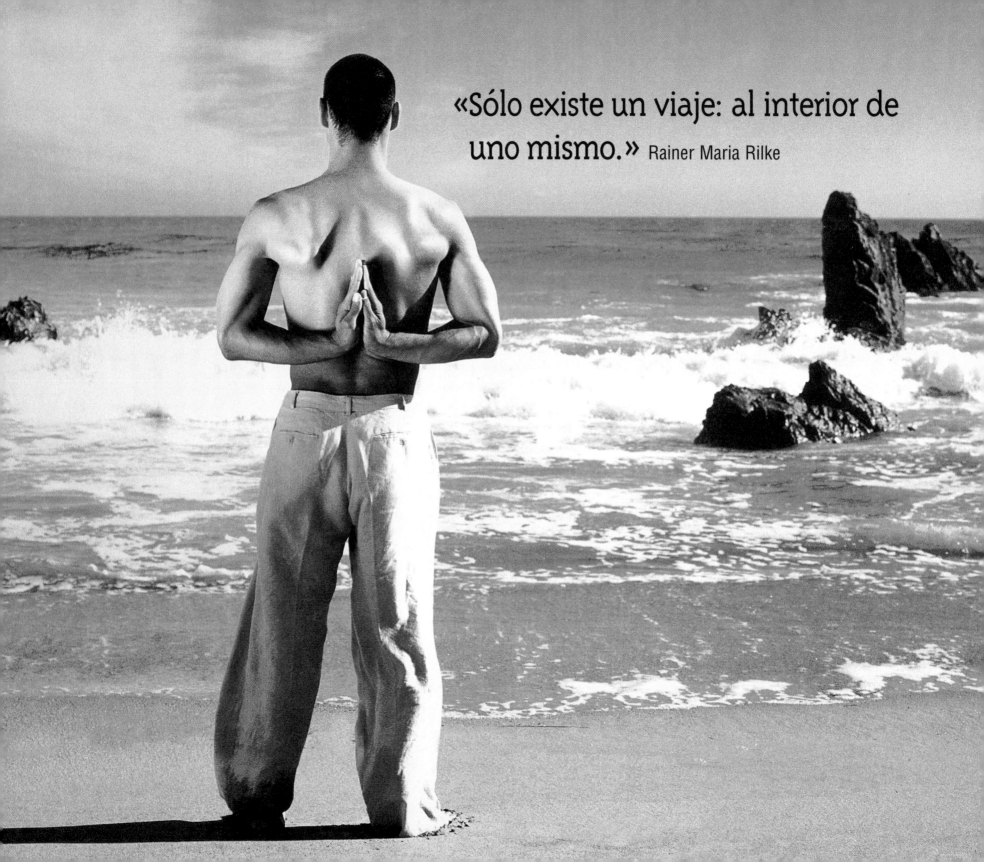

«Sólo existe un viaje: al interior de uno mismo.» Rainer Maria Rilke

MOVERSE PARA DESCARGAR LA TENSIÓN

Muchos de nosotros asociamos «relajarse» con permanecer sentado e inmóvil, por ejemplo, cuando estamos tendidos en el sofá frente a la televisión, sentados en el jardín o tumbados en la playa. Pero la relajación profunda suele conseguirse mejor mediante el movimiento. Al estirar los músculos liberamos los cúmulos de tensión que de otro modo nos impiden lograr la calma que buscamos. Es entonces cuando podemos mirar hacia nuestro interior y pasar unos minutos dentro de nosotros mismos dejando atrás el caótico mundo exterior. Los pasos que se indican en las págs. 92 y 93 alivian la tensión muscular mediante movimientos de yoga.

ALIVIAR LA TENSIÓN MEDIANTE POSTURAS

Antes de empezar, realiza un calentamiento con unas cuantas repeticiones del ejercicio para la flexibilidad de las págs. 52-55. Si alguna de ellas te resulta difícil o incómoda, ejecútalas más despacio. No te fuerces a ti mismo más allá de tus límites naturales; el objetivo consiste en aliviar la tensión y no en hacer fuerza. Deja que tu cuerpo se hunda profundamente en cada postura. Permanece en cada una de las posturas todo el tiempo que te resulte cómodo; procura aguantar entre tres y cinco inspiraciones, si te resulta posible. Dedica todo el tiempo que quieras a la postura final de descanso, denominada «postura del cadáver» porque el cuerpo yace tan inmóvil y silencioso como un cadáver. Es la clásica postura de relajación del yoga y, como el cuerpo está inmóvil, te permite analizar tu estado mental. Sea cual sea el estado de tus pensamientos, procura juzgarlos de manera imparcial.

Respira profundamente y con regularidad por la nariz y procura que coincidan las inspiraciones con los movimientos hacia arriba o hacia delante, y las espiraciones con movimientos hacia abajo. Concéntrate en sentir cómo fluye la respiración al entrar y salir de tu cuerpo. Aspira el aire profundamente para poder notar cómo tu abdomen se expande y relaja con cada inspiración. Mantén la atención fija en la respiración, pues es la clave para inducir la quietud mental y la calma. Repite interiormente: «Sé que estoy inspirando, sé que estoy espirando.»

Al relajarte en cada postura, analiza el estado de tu cuerpo en busca de cúmulos de tensión. Las zonas en las que por lo general se acumula la tensión muscular son el rostro, la mandíbula, el cuello, los hombros y la espalda. Cada vez que espires, imagina que la tensión flota o se disuelve.

LAS POSTURAS DE YOGA DISUELVEN LA TENSIÓN MUSCULAR Y CONTRIBUYEN A LA RELAJACIÓN. PROCURA PRACTICAR ESTE EJERCICIO CADA DÍA.

EJERCICIO YÓGUICO DE RELAJACIÓN

1 De pie, con las piernas muy separadas y los brazos en los costados. Gira ligeramente hacia dentro el pie derecho, después gira hacia fuera el izquierdo hasta formar un ángulo recto, y rota el cuerpo por las caderas para quedar mirando en la dirección que señala el pie izquierdo (mantén la pierna derecha estirada). Junta los brazos encima de la cabeza de modo que las palmas se toquen.

2 Flexiona la rodilla izquierda para que quede justo encima del tobillo izquierdo y mantén la pantorrilla vertical. Mira hacia las manos y respira profundamente. Abandona la postura muy despacio. Repite al otro lado.

3 De pie, con los pies juntos. Alza los brazos junto a las orejas y junta las palmas de las manos. Mírate las manos y, a continuación, flexiona las piernas como si fueras a sentarte en una silla. Haz uso de los músculos pélvicos y abdominales para mantener esa postura. Vuelve a la posición de pie.

4 (a) Colócate en el suelo a gatas. Mantén la espalda paralela al suelo y la cabeza y el cuello alineados con la espalda. A continuación inspira, ahueca la espalda y alza la cabeza y los glúteos tanto como puedas. (b) Coincidiendo con una espiración, arquea la columna vertebral hacia arriba y baja la cabeza. Mete los glúteos y tira de los músculos abdominales hacia dentro.

EJERCICIO YÓGUICO DE RELAJACIÓN

1   2   3   4(a)   4(b)

1 De pie, con las piernas muy separadas y los brazos en los costados. Gira ligeramente hacia dentro el pie derecho, después gira hacia fuera el izquierdo hasta formar un ángulo recto, y rota el cuerpo por las caderas para quedar mirando en la dirección que señala el pie izquierdo (mantén la pierna derecha estirada). Junta los brazos encima de la cabeza de modo que las palmas se toquen.

2 Flexiona la rodilla izquierda para que quede justo encima del tobillo izquierdo y mantén la pantorrilla vertical. Mira hacia las manos y respira profundamente. Abandona la postura muy despacio. Repite al otro lado.

3 De pie, con los pies juntos. Alza los brazos junto a las orejas y junta las palmas de las manos. Mírate las manos y, a continuación, flexiona las piernas como si fueras a sentarte en una silla. Haz uso de los músculos pélvicos y abdominales para mantener esa postura. Vuelve a la posición de pie.

4 (a) Colócate en el suelo a gatas. Mantén la espalda paralela al suelo y la cabeza y el cuello alineados con la espalda. A continuación inspira, ahueca la espalda y alza la cabeza y los glúteos tanto como puedas. (b) Coincidiendo con una espiración, arquea la columna vertebral hacia arriba y baja la cabeza. Mete los glúteos y tira de los músculos abdominales hacia dentro.

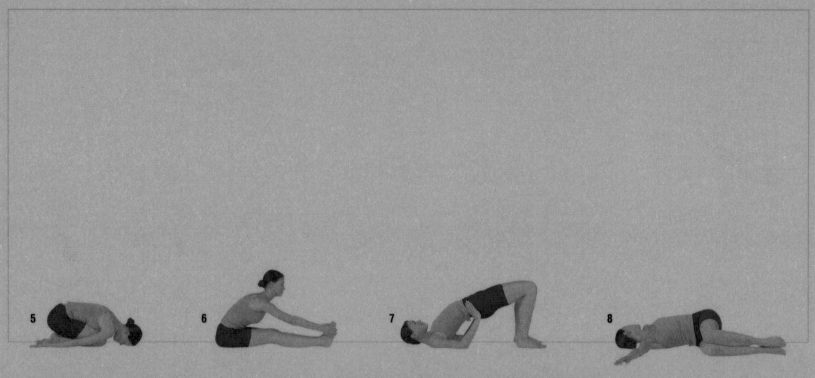

5 De rodillas, apoya la frente en el suelo. Los brazos deben descansar con las palmas hacia arriba.

6 Siéntate en el suelo con las piernas hacia fuera, ante ti, y los pies flexionados. Alza los brazos por encima de la cabeza y estira la columna vertebral. Dóblate hacia delante, manteniendo la espalda recta. Agárrate las piernas o los pies. Intenta alargar la columna con cada inspiración y acercar el cuerpo a las piernas con cada espiración.

7 Túmbate de espaldas con las rodillas flexionadas y los pies alineados con los glúteos. Despega con suavidad del suelo tanto las caderas como la columna vertebral. Sostén la parte baja de la espalda con las manos. Mantén las rodillas juntas.

8 Tiéndete de espaldas con las rodillas cerca del pecho y los brazos extendidos a la altura de los hombros. Baja despacio las rodillas hasta el suelo, a tu derecha, y gira la cabeza para mirarte el hombro izquierdo. Mantén esa postura durante unas cuantas inspiraciones. Repite la maniobra al otro lado. Para terminar, tiéndete de espaldas con las piernas un poco abiertas y las manos separadas del cuerpo, con las palmas vueltas hacia arriba. Deja que todo tu cuerpo se hunda en el suelo. Cierra los ojos y concéntrate en tu respiración.

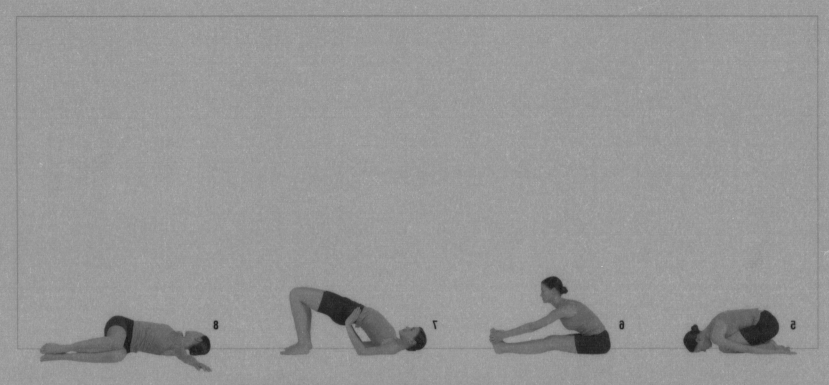

5 De rodillas, apoya la frente en el suelo. Los brazos deben descansar con las palmas hacia arriba.

6 Siéntate en el suelo con las piernas hacia fuera, ante ti, y los pies flexionados. Alza los brazos por encima de la cabeza y estira la columna vertebral. Dóblate hacia delante, manteniendo la espalda recta. Agárrate las piernas o los pies. Intenta alargar la columna con cada inspiración y acercar el cuerpo a las piernas con cada espiración.

7 Túmbate de espaldas con las rodillas flexionadas y los pies alineados con los glúteos. Despega con suavidad del suelo tanto las caderas como la columna vertebral. Sostén la parte baja de la espalda con las manos. Mantén las rodillas juntas.

8 Tiéndete de espaldas con las rodillas cerca del pecho y los brazos extendidos a la altura de los hombros. Baja despacio las rodillas hasta el suelo, a tu derecha, y gira la cabeza para mirarte el hombro izquierdo. Mantén esa postura durante unas cuantas inspiraciones. Repite la maniobra al otro lado. Para terminar, tiéndete de espaldas con las piernas un poco separadas y las manos separadas del cuerpo, con las palmas vueltas hacia arriba. Deja que todo tu cuerpo se hunda en el suelo. Cierra los ojos y concéntrate en tu respiración.

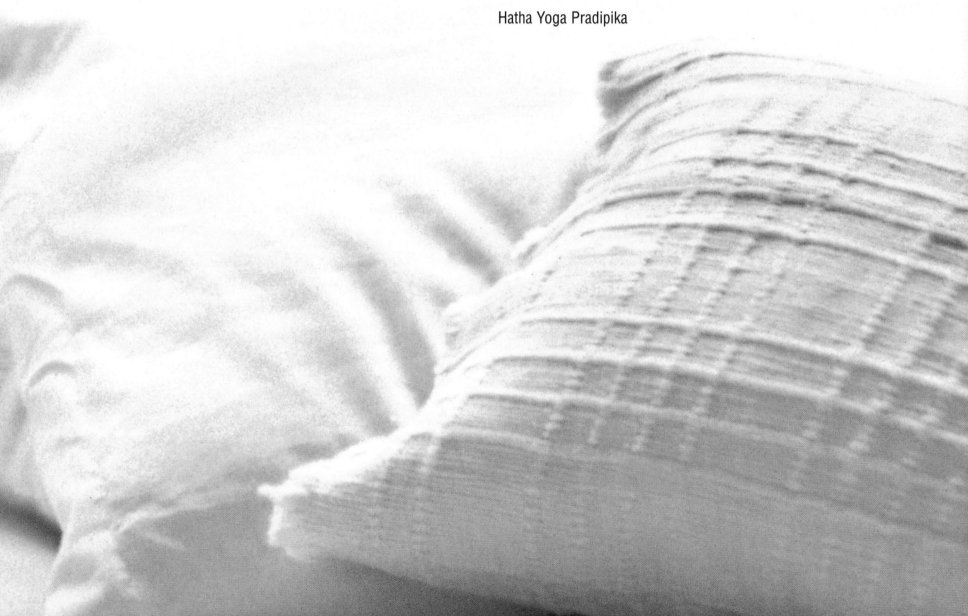

«Yacer en el suelo como un cadáver elimina la fatiga y descansa la mente.»

Hatha Yoga Pradipika

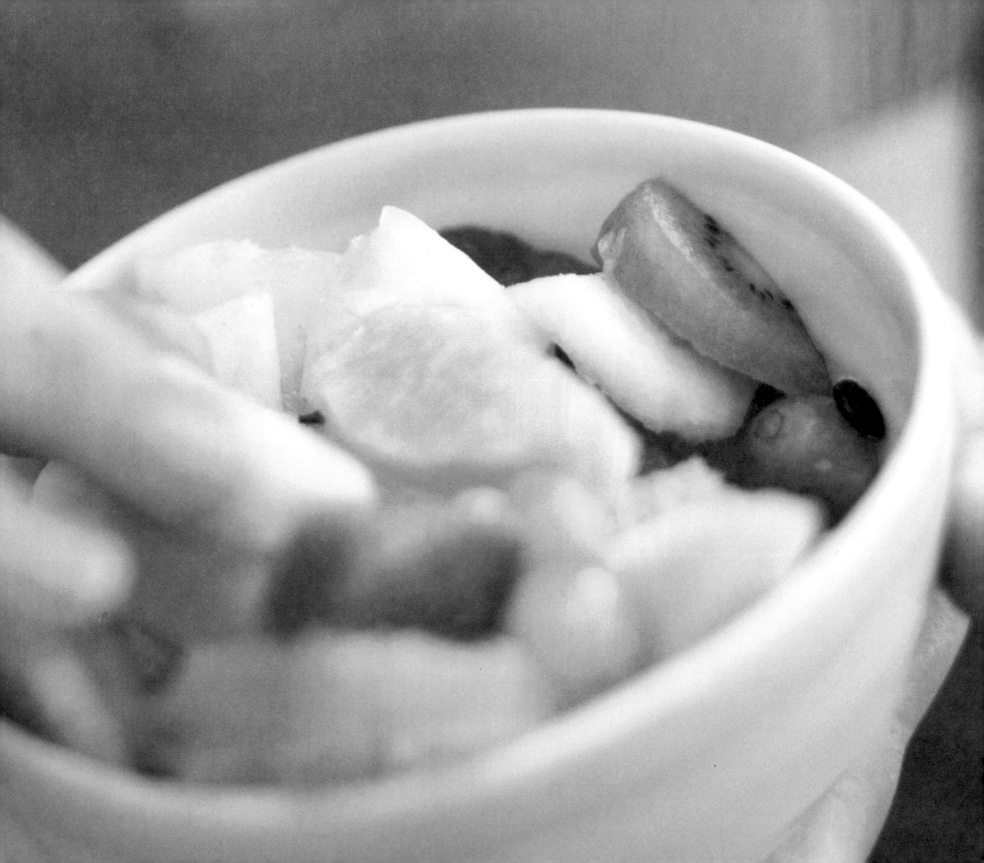

COMER
Y BEBER

En Oriente se entiende que para tener salud y bienestar hay que tomar alimentos naturales y tomarse tiempo para disfrutar de las comidas. Sin embargo, en Occidente muchas personas prefieren los alimentos procesados con un alto contenido de calorías, lo cual eleva el número de enfermedades relacionadas con la dieta. En este capítulo se ofrecen consejos para incorporar a nuestra vida los saludables principios de las dietas orientales tradicionales y se observan diferentes maneras de mejorar nuestra forma de comer y de digerir la comida mediante el conocimiento consciente y el yoga.

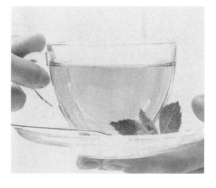

COMER DE FORMA SALUDABLE

Los nutricionistas aseguran que la dieta ideal para una salud duradera es la que se basa en hidratos de carbono (féculas) complejos y sin refinar, complementados con gran cantidad de fruta fresca y verduras.

En los países orientales aún se depende en gran medida de hidratos de carbono como el arroz, las lentejas y la soja (*véase* pág. 104). El pueblo hunza, de Cachemira, famoso por su longevidad y su carencia de enfermedades, vive con una dieta a base de granos integrales, fruta fresca y verduras, leche de cabra y agua natural. Las dietas tradicionales también tienen otras cosas en común: los alimentos son naturales y frescos, y tienden a incluir menos cantidad de carne de la que consumimos en Occidente.

COME ALIMENTOS NATURALES

Procura comer alimentos que se encuentren lo más cerca posible de su estado natural: granos y harinas integrales, y también arroz integral. Si los dulces son tu debilidad, haz tartas y galletas en casa con ingredientes integrales, y utiliza como endulzante la miel en lugar del azúcar blanco refinado. Mantén tu cuerpo hidratado con líquidos naturales como el agua (*véase* pág. 118), los zumos de fruta (*véase* pág. 122) o los tés de hierbas en lugar de las bebidas azucaradas o con cafeína como los refrescos de frutas, zumos concentrados, cola, té y café.

COME FRESCO

Siempre que sea posible, come los alimentos más frescos que puedas encontrar. Según las enseñanzas yóguicas, los alimentos son más ricos en energía de fuerza vital *(prana)* cuando están recién recogidos. Si no puedes cultivarlos tú mismo, elige alimentos que tengan aspecto, olor, sabor y tacto a frescos. Escoge alimentos frescos antes que los enlatados, embotellados, irradiados o en salazón. Los nutrientes de valor, entre ellos las enzimas, los elementos fitoquímicos y las vitaminas antioxidantes (todos ellos contribuyen a protegernos de las enfermedades) se ven deteriorados e incluso destruidos por la cocción, de modo que tiene lógica comer gran cantidad de alimentos sin cocinar. Para picar, toma fruta fresca y verduras: manzanas, albaricoques, cerezas, cítricos, uvas, peras, zanahorias, apio, rábanos, pimientos, espinacas, tomates y berros.

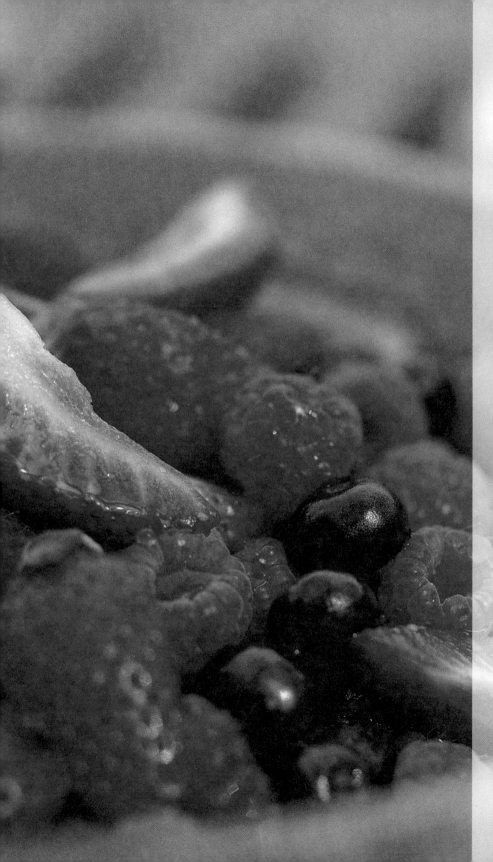

COME MENOS CARNE

Es un mito el que necesitemos comer carne para obtener las proteínas necesarias para estar sanos. Las dietas que contienen poca o ninguna carne también pueden aportar las proteínas suficientes para cubrir nuestras necesidades. Por ejemplo, combinar lentejas y arroz (como en el plato hindú *khichuri*; *véase* la página 103) constituye una buena fuente de proteínas. Al igual que el tofu, las judías, las semillas y los frutos secos. Existen fundadas razones para seguir una dieta basada en alimentos de origen vegetal. La carne puede tener un alto contenido de grasas saturadas, asociadas a las enfermedades cardíacas. Por el contrario, los alimentos de origen vegetal son por naturaleza pobres en grasas saturadas y ricos en vitaminas, minerales e hidratos de carbono complejos.

En las enseñanzas yóguicas sobre la dieta (*véase* la pág. 114), se dice que los alimentos vegetales poseen mejores propiedades para favorecer la vida de las que posee la carne, porque las plantas reciben su alimento directamente del sol, la principal fuente de energía del planeta. Comer alimentos de origen vegetal nos permite acceder a esa energía del modo más directo posible. La carne es una fuente de energía terciaria, y por lo tanto menos beneficiosa.

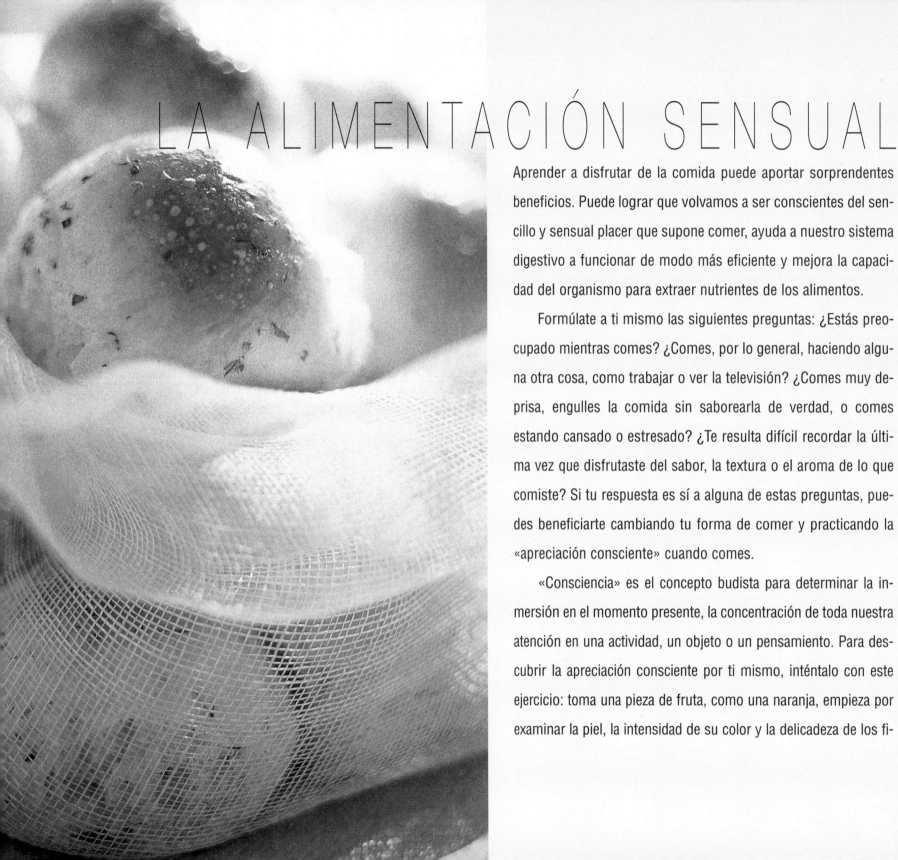

LA ALIMENTACIÓN SENSUAL

Aprender a disfrutar de la comida puede aportar sorprendentes beneficios. Puede lograr que volvamos a ser conscientes del sencillo y sensual placer que supone comer, ayuda a nuestro sistema digestivo a funcionar de modo más eficiente y mejora la capacidad del organismo para extraer nutrientes de los alimentos.

Formúlate a ti mismo las siguientes preguntas: ¿Estás preocupado mientras comes? ¿Comes, por lo general, haciendo alguna otra cosa, como trabajar o ver la televisión? ¿Comes muy deprisa, engulles la comida sin saborearla de verdad, o comes estando cansado o estresado? ¿Te resulta difícil recordar la última vez que disfrutaste del sabor, la textura o el aroma de lo que comiste? Si tu respuesta es sí a alguna de estas preguntas, puedes beneficiarte cambiando tu forma de comer y practicando la «apreciación consciente» cuando comes.

«Consciencia» es el concepto budista para determinar la inmersión en el momento presente, la concentración de toda nuestra atención en una actividad, un objeto o un pensamiento. Para descubrir la apreciación consciente por ti mismo, inténtalo con este ejercicio: toma una pieza de fruta, como una naranja, empieza por examinar la piel, la intensidad de su color y la delicadeza de los finos poros que horadan su superficie. Al pelar la naranja, aspira su distintivo aroma. A continuación, divide la naranja en gajos. Toca con los dedos y la lengua la textura de la médula y de la piel. Saborea el zumo de uno de los gajos. ¿Cómo se lo describirías a alguien que nunca ha probado una naranja? ¿Dulce, refrescante, frío, ácido? Acto seguido, métete el gajo en la boca y concéntrate en la textura y el gusto al masticarlo. Imagina el árbol en el que ha crecido esa naranja. Gracias al conocimiento consciente, obtendrás la máxima satisfacción de todo lo que veas y hagas.

CAMBIA TUS PAUTAS ALIMENTICIAS

Antes de cada comida, apaga el televisor para poder dedicarte a los placeres de la comida y a pasar unos minutos observando las sensuales cualidades de los alimentos. Contempla y huele la comida antes de tomar el primer bocado; es la vista y el olor lo que primero estimula el apetito y hace que fluyan los jugos digestivos (piensa en el delicioso aroma del pan recién hecho).

Sé consciente de la manera en que tu cuerpo recibe la comida. ¿Estás tranquilo, relajado y sentado en posición erguida para que la comida pueda desplazarse con facilidad por tu sistema digestivo? Intenta relajar el cuerpo de manera consciente (siéntate siempre derecho) e inspira unas cuantas veces entre un bocado y otro.

Además de tener en cuenta cómo comes, piensa en cuándo lo haces. Es probable que tiendas a creer que debes comer tres veces al día —o sea, desayuno, comida y cena—, una pauta que encaja a la perfección en la jornada laboral estándar. Sin embargo, resulta más lógico dar de comer al cuerpo cuando éste pide alimento. Así pues, intenta sintonizar con tus señales de hambre naturales. Empieza por alimentarte sólo cuando necesites hacerlo. Puedes seguir comiendo tres veces al día si quieres, pero procura comer menos cantidad en cada ocasión y picar algo entre horas, siempre que sean alimentos sanos.

Otra señal natural de la que debemos ser más conscientes es la saciedad. Detente en algún momento de la comida y pregúntate a ti mismo si deseas continuar comiendo. Advierte la diferencia entre seguir comiendo porque tienes hambre y hacerlo por otros motivos: gratificación emocional, por ejemplo. Si sueles acabar incluso con la última migaja que queda en el plato, oblígate a dejar un poco. Una hora más tarde, pregúntate a ti mismo si de verdad has echado de menos lo que no te comiste.

HIERBAS Y ESPECIAS ORIENTALES

A la larga, el exceso de sal y de azúcar produce hipertensión arterial, obesidad, enfermedades cardíacas y diabetes adulta. La mejor manera de evitar el exceso de sal, sabores artificiales y condimentos perjudiciales para la salud es cocinar uno mismo los alimentos utilizando ingredientes saludables; así sabrás sin duda lo que estás comiendo. Algunas de las recetas más sabrosas proceden de Oriente. En lugar de servirse de la sal y el azúcar, las recetas orientales utilizan hierbas aromáticas y especias, que hoy día pueden encontrarse en los supermercados occidentales.

Estos condimentos no sólo hacen que la comida sepa bien, sino que además producen beneficios sobre la salud. El ajo, el jengibre y las guindillas pueden prevenir la anormal formación de coágulos en la sangre y, por lo tanto, contribuyen a protegernos de las enfermedades cardiovasculares; el ajo también posee propiedades contra el cáncer. La canela, el cardamomo, el comino, el cilantro y las semillas de mostaza estimulan el apetito y mejoran la digestión. El clavo tiene propiedades antisépticas, y el sésamo contiene ácidos grasos esenciales que reducen el nivel del colesterol «malo» en la sangre y mantienen sano el corazón.

CONSEJOS SOBRE LOS CONDIMENTOS ORIENTALES

No es necesario adaptarse a una forma de cocinar completamente nueva. He aquí unas cuantas ideas sencillas para incorporar los condimentos orientales en nuestra dieta:

• Fríe las verduras con tu propia mezcla de especias, por ejemplo: jengibre, ajo, semillas de mostaza y guindilla.

• Añade al puré de patatas ajo machacado y cebolla picada, o bien semillas de mostaza y guindilla picada.

• Fríe el brécol o las coles de Bruselas en aceite de sésamo o rocíalos con semillas de sésamo.

• Añade un poco de guindilla cruda y picada al aderezo de las ensaladas.

• Añade una pizca de comino y un poco de cilantro picado en los huevos revueltos.

• Mezcla clavo y vainas de cardamomo machacadas en una bolsita de muselina y úsala para dar sabor al budín de arroz o a frutas cocinadas, como los albaricoques.

• Añade canela o jengibre rallado a las manzanas asadas o a la tarta de manzana.

• Da sabor al té con clavo y canela en rama.

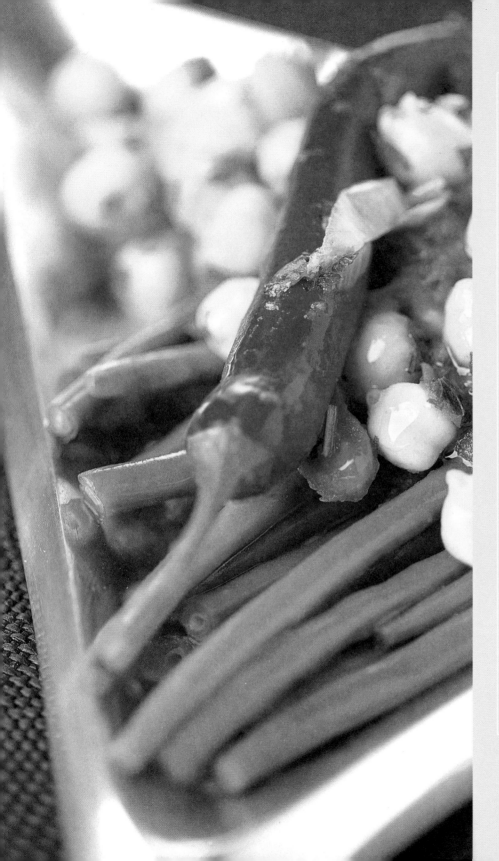

GARBANZOS PICANTES

Sirve los garbanzos con judías verdes y frescas cocinadas al vapor y arroz basmati cocido con lentejas rojas (en la India, a este último plato lo llaman *khichuri*).

PARA 4 RACIONES

2 cucharadas soperas de aceite de oliva virgen extra

1 cucharadita de comino molido

1 cucharadita de semillas de cilantro molidas

2 dientes de ajo

1 cebolla picada

450 g (dos tazas) de garbanzos cocidos

6 tomates, pelados y troceados

1 cucharadita de tomillo seco

una pizca de guindilla

1 cucharadita de jengibre fresco y rallado

100 ml (medio vaso) de agua o de caldo vegetal

sal marina y pimienta

Calienta un poco el aceite en una sartén grande o en una cazuela. Añade el comino, el cilantro, el ajo y la cebolla. Fríelo todo durante 3 o 4 minutos, añade los garbanzos y luego el resto de los ingredientes. Llévalo a ebullición y deja que se haga lentamente durante quince minutos. Añade un poco más de agua de vez en cuando, si es necesario. Luego se sazona al gusto y se sirve.

ALIMENTOS BÁSICOS ORIENTALES

La dieta oriental es rica en cereales y legumbres sin refinar, tales como el arroz, los fideos, las habas de soja y las lentejas, todos ellos son conocidos por sus saludables propiedades: contienen grandes cantidades de fibra, que ayuda a prevenir las enfermedades cardiovasculares, el cáncer intestinal y la diabetes. Siempre que sea posible, intenta incluir en tu dieta los siguientes alimentos.

ARROZ Y FIDEOS

El arroz es el alimento básico en Oriente. El arroz integral es particularmente nutritivo porque conserva la fibra y ciertos nutrientes como la tiamina (vitamina B1), que se pierden durante el refinado y el molido del arroz blanco. El arroz integral ayuda a conservar la salud del intestino, estabiliza los niveles de azúcar en la sangre y es una excelente alternativa al trigo para aquellas personas que sufren intolerancia al gluten. La tiamina es vital para la salud de los músculos y los nervios.

Los fideos se consumen en gran cantidad en países como China y Japón. Los fideos soba japoneses, hechos con harina de trigo sarraceno, constituyen una valiosa parte en una dieta de alimentos integrales. El trigo sarraceno es un grano sin refinar que supone una buena fuente de proteínas vegetales y de minerales. También contiene una sustancia denominada rutina que es buena para el corazón y las arterias.

HABAS DE SOJA Y OTRAS LEGUMBRES

Las habas de soja dan lugar a una asombrosa serie de productos alimenticios, como el miso, el *tempeh*, el tofu, la leche de soja, la harina de soja y la salsa de soja. Las habas de soja son una excelente fuente de proteínas de origen vegetal (en China, la soja se conoce como «carne sin huesos») y contiene también hierro, calcio, potasio, magnesio, ácido fólico y ácidos grasos esenciales.

Los productos de la soja son buenos para mantener sano el corazón y el aparato digestivo, y ofrecen una estupenda alternativa a los productos animales si uno es vegetariano o está intentando reducir el consumo de carne. Las habas de soja son ricas en estrógenos vegetales, que pueden aliviar los síntomas menstruales y menopáusicos y ayudar a prevenir el cáncer de mama. Los productos de la soja más sanos que hay que incluir en la dieta son el tofu, la leche de soja y la harina de soja. Evita la soja modificada genéticamente.

D·H·A·L D E C O C O

Esta receta incluye el delicado sabor de la leche de coco. Se sirve como entrante o como acompañamiento.

PARA 4 RACIONES

2 cucharadas soperas de aceite vegetal

5 chalotes picados

½ cucharadita de cúrcuma molida

4 dientes de ajo picados

1 palito de canela

2 guindillas rojas picadas

180 g (una taza) de lentejas rojas lavadas

1 cucharadita de sal

600 ml (tres vasos) de caldo vegetal

300 ml (un vaso y medio) de leche de coco

1 cucharada sopera de zumo de limón exprimido

pimienta negra recién molida

Calienta un poco el aceite en una cazuela grande. Fríe los chalotes durante tres minutos y luego añade la cúrcuma, el ajo, el palito de canela y las guindillas y fríelo todo durante un minuto más, removiendo todo el rato. Sofríe las lentejas en la cazuela y añade la sal y el caldo. Déjalo hervir durante 45 minutos o hasta que las lentejas estén cocidas. Añade la leche de coco y déjalo hervir todo otros diez minutos. Después añade el zumo de limón y la pimienta negra y sírvelo.

Las lentejas son otro ingrediente importante en la dieta oriental. Existen dos tipos comunes de lentejas: las pardas (en realidad, verdes parduscas) y las rojas. Las rojas pueden comprarse integrales o no integrales, aunque estas últimas, que no necesitan ponerse en remojo, son las más fáciles de encontrar en Occidente. Las lentejas son ricas en proteínas, potasio, hierro, calcio y ácido fólico, y pueden contribuir a estabilizar los niveles de azúcar en la sangre, prevenir enfermedades cardíacas y reducir los niveles del colesterol «malo» (lipoproteínas de baja densidad).

Existen diferentes métodos de preparación dependiendo del tipo de legumbre. Para las lentejas, sumérgelas en agua tibia durante doce horas (cambiando el agua a las ocho horas), escúrrelas y extiéndelas entre varias capas de papel de cocina humedecido. Déjalas en un lugar oscuro, como un horno apagado, manteniéndolas siempre empapadas. Al cabo de 36 horas apreciarás cómo crecen pequeños brotes. Lava las lentejas y desecha las que tengan el pellejo suelto. Guárdalas durante una semana en un recipiente cerrado herméticamente en el frigorífico. Para cocinarlas, fríelas o cuécelas durante tres o cuatro minutos, o hazlas al vapor durante seis u ocho minutos.

COCINAR AL ESTILO ORIENTAL

Uno de los recipientes más utilizados en la cocina oriental es una cazuela metálica de paredes finas y con forma de cuenco. En la India y Pakistán lo llaman *karahi*, pero en Occidente es más conocido por su nombre chino, *wok*. Su fondo redondo permite que el calor se reparta de manera rápida y uniforme por toda la superficie, para que los alimentos se cocinen con rapidez y conserven así sus nutrientes y su sabor. La rapidez del cocinado también ayuda a ahorrar energía.

SOFREÍR

Si pretendes sofreír, corta los alimentos en trozos del tamaño de un bocado. Se recomienda incluir trozos de carne de pollo o ternera, pescado, marisco y verduras. Calienta una pequeña cantidad de

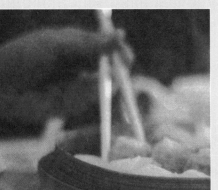

aceite en un *wok*, lo justo para cubrir el fondo del recipiente. Escoge un aceite como el de girasol, de cacahuete, de soja o de maíz, que pueda soportar altas temperaturas. No dejes de remover la comida mientras se fríe, pues así los alimentos se cierran y se evita que absorban demasiada grasa. El resultado es que los alimentos quedan crujientes (en el caso de las verduras) y sabrosos, además de tener un bajo contenido en grasas.

COCINAR AL VAPOR

Los alimentos al vapor se cocinan de forma rápida y sencilla, sin grasa adicional, y conservan la mayor parte de las vitaminas hidrosolubles, como las del complejo B y C (por el contrario, los alimentos hervidos pierden las vitaminas hidrosolubles). Los alimentos cocinados al vapor son suculentos y tiernos, y también tienen un atractivo aspecto porque conservan su forma. La cocina al vapor es un excelente método para hacer el pescado, el marisco, el pollo y las verduras.

La manera tradicional de cocinar al vapor en un *wok* consiste en colocar una pila de vaporizadores de bambú sobre agua o caldo hirviendo (así es como se hace el arroz chino al vapor). Cerciórate de que los alimentos no están demasiado apretados para que el vapor pueda circular con libertad. Si el líquido se consume, sustitúyelo siempre por agua hirviendo. También pueden emplearse vaporizadores de estilo occidental (recipientes con compartimientos donde colocar los alimentos).

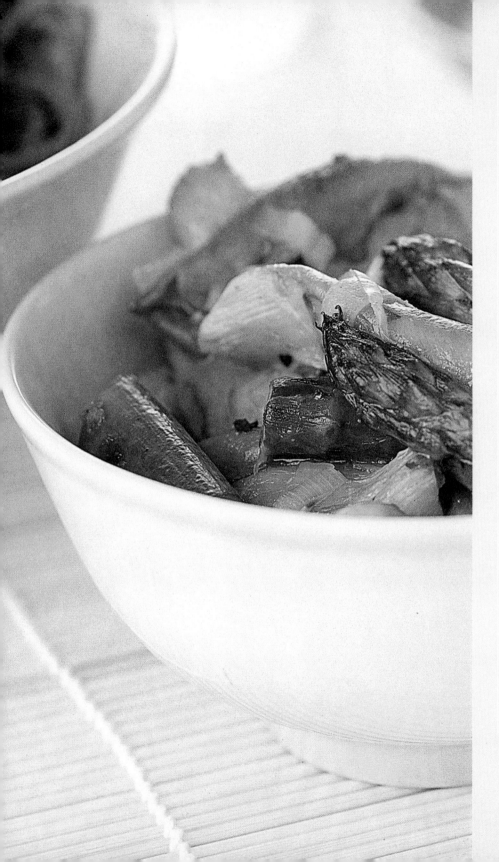

ESPÁRRAGOS, TOFU Y CHAMPIÑONES

Ésta es una receta china clásica para sofreír, que tradicionalmente se prepara en un *wok*. Sírvelas inmediatamente junto con una ración de fideos.

PARA 4 RACIONES

2 cucharadas soperas de aceite de oliva virgen extra

225 g (una taza) de tofu, en dados

1 puerro pequeño en rodajas

225 g (una taza) de champiñones limpios y sin trocear

1 diente de ajo machacado

1 cucharadita de jengibre fresco picado

1 manojo de espárragos verdes, cortados en trozos pequeños

100 ml (media taza) de agua o caldo vegetal

2 cucharadas soperas de salsa de soja

2 cucharadas soperas de jerez seco

1 cucharadita de harina de maíz disuelta en un poco de agua tibia

Calienta el aceite en un *wok* o en una sartén grande y sofríe el tofu durante un par de minutos. Añade el puerro y continúa removiendo durante otro minuto, después añade los champiñones, el ajo y el jengibre, y sigue removiendo hasta que los champiñones suelten el agua. Añade los espárragos, el caldo, la salsa de soja y el jerez, y después cúbrelo todo y deja cocer muy lentamente hasta que los espárragos estén tiernos. Añade la harina de maíz y remueve hasta que la salsa se espese.

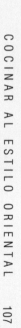

ALIMENTOS YIN Y YANG

En la medicina china se cree que para tener salud y armonía en el cuerpo hay que alternar la ingestión de alimentos fríos y blandos llenos de energía *yin* con otros alimentos calientes y picantes repletos de energía *yang*. Los conceptos de *yin* y *yang* son fundamentales en la filosofía china. A todo se le puede adjudicar cualidades *yin* y *yang*: el *yin* se caracteriza por ser oscuro, frío, nocturno y femenino, en tanto que el *yang* es luz, calor, diurno y masculino. Se oponen pero se complementan. Cuando se toman alimentos con el equilibrio adecuado, nuestros propios *yin* y *yang* se equilibran.

LA DIETA YIN-YANG

En términos generales, nuestra dieta debe incluir alimentos neutros, como el arroz blanco, combinados con un equilibrio de alimentos *yin* y *yang*. Para observar los principios de la dieta *yin* y *yang*, es necesario adaptarla a nuestra constitución. Un exceso de *yin* o de *yang* da lugar al sobrepeso; una deficiencia de *yin* o de *yang* conduce a la falta de peso.

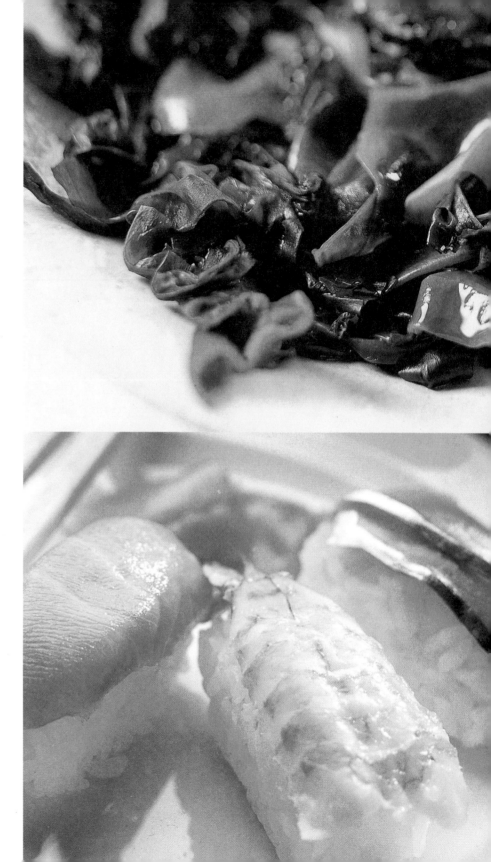

CHAMPIÑONES RELLENOS

Esta receta muestra cómo puede combinarse un alimento *yin* (los champiñones) con otros *yang* (el ajo, los chalotes y la salsa de soja) para crear un plato equilibrado.

PARA 4 RACIONES

12-16 champiñones grandes y planos

3 cucharadas soperas de aceite de oliva virgen extra

2 dientes de ajo picados

1 chalote picado

1 ramita de romero fresco (o media cucharadita si es seco) troceado

1 cucharada sopera de salsa de soja

4-5 cucharadas soperas de migas de pan

1 ramillete de perejil picado

Corta los tallos de los champiñones y déjalos aparte. Coloca los sombreretes con el lado hueco hacia arriba en una bandeja de horno engrasada o en un recipiente para el horno. Trocea los tallos de los champiñones y saltéalos en aceite de oliva durante un minuto. Añádeles el ajo y el chalote y caliéntalo todo. Mezcla con ellos el romero y la salsa de soja y deja que se frían hasta que los tallos de los champiñones suelten el agua. A continuación, añade las migas de pan suficientes para empapar el líquido y luego retíralas del fuego y añade el perejil. Rellena los sombreretes de los champiñones con esa mezcla. Hornéalos entre 5 y 10 minutos a 200 grados hasta que estén dorados.

Las personas que tienen un exceso de *yin* tienden a sentir que les falta el aliento, a moverse despacio y a dormir mucho, y son propensas a retener líquidos y sentir frío en las extremidades. Deberían intentar reducir los alimentos *yin* e incluir más alimentos *yang*. Las personas que tienen exceso de *yang* tienden a sudar en exceso y a sentir calor, y son dadas a la hiperactividad, a comer y beber mucho. Deberían ingerir más alimentos *yin* y menos alimentos *yang*.

Los alimentos *yin* tienden a ser refrescantes, acuosos, blandos y de color oscuro. Entre los alimentos *yin* se encuentran el centeno, la avena, el trigo, la berenjena, los brotes de soja, la remolacha, el pepino, la lechuga, la calabaza, las espinacas, el tofu, el tomate, los berros, el pato, el conejo, el cerdo, el ruibarbo, la banana, el pomelo, el limón y la sandía.

Los alimentos *yang* son calientes, secos, duros y de color claro. Con frecuencia crecen en el suelo o por encima de él en presencia de la luz. Entre los alimentos *yang* se encuentran la albahaca, el cebollino, la canela, el clavo, el cilantro, el comino, el hinojo, el ajo, el jengibre, el perejil, la pimienta, los espárragos, el apio, el puerro, los chalotes, la soja, el pollo, el cordero, los albaricoques, las cerezas, las castañas y los melocotones.

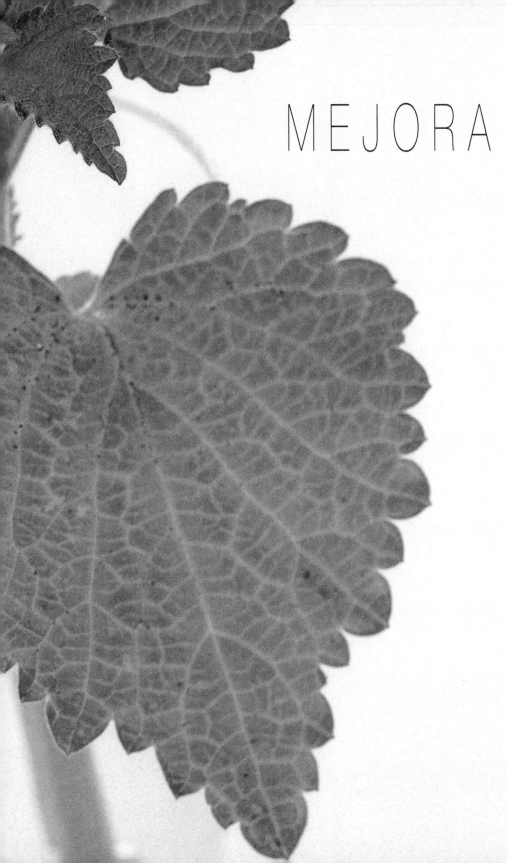

MEJORA TU DIGESTIÓN

Lo ideal sería que los alimentos avanzaran con rapidez por el aparato digestivo y fueran eliminados alrededor de doce horas después de haberlos ingerido. Además de evitar el estreñimiento, eso limitaría el tiempo que el intestino está expuesto a los productos químicos cancerígenos (carcinógenos) presentes en los alimentos.

La siguiente secuencia de posturas facilita una digestión eficiente y estimula la eliminación de toxinas. Ello contribuye a aumentar al máximo los nutrientes que absorbe nuestro cuerpo y previene problemas tales como la indigestión y el estreñimiento. Puede realizarse una versión modificada del paso 4 justo después de comer, para ayudar a digerir la comida: simplemente siéntate a horcajadas sobre un cojín con las piernas flexionadas a los lados y los pies apuntando hacia atrás. Mantén las rodillas juntas y la columna vertebral recta, y apoya las manos sobre los muslos.

Con excepción de esa sencilla postura, has de dejar pasar siempre por lo menos una hora después de las comidas (tres horas si la comida ha sido copiosa) antes de realizar ejercicio alguno. Antes de probar con estas posturas, debes hacer un precalentamiento practicando un par de series de posturas para la flexibilidad (*véanse* págs. 52-53).

EJERCICIO PARA LA DIGESTIÓN

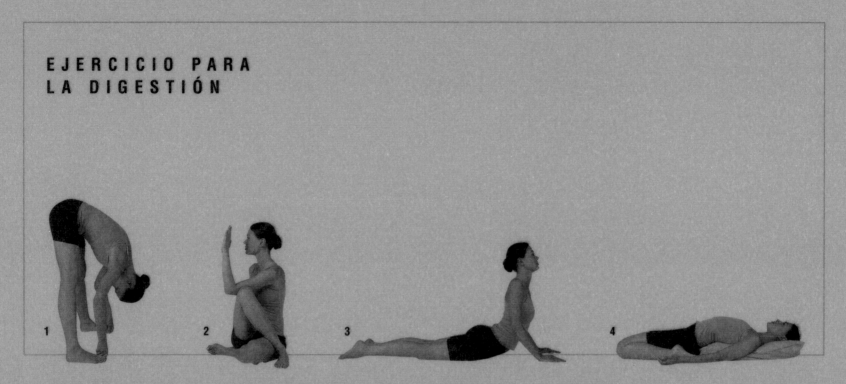

1 De pie, con los pies separados y paralelos. Coloca las manos en las caderas e inclínate muy despacio con la espalda recta. Agárrate los tobillos o los dedos de los pies. Concéntrate en flexionarte un poco más con cada espiración.

2 Siéntate con las piernas extendidas, flexiona la rodilla izquierda y déjala caer a un costado. Luego coloca el pie izquierdo junto al glúteo derecho. Dobla la pierna derecha y pasa el pie al otro lado sin separarlo del suelo. Vuélvete hacia la derecha y coloca el codo izquierdo sobre la rodilla derecha, apoyándote en la mano derecha. Vuelve la cabeza hacia tu derecha. Repite hacia el otro lado.

3 Boca abajo, con los brazos flexionados y las palmas en el suelo. Tensa los músculos abdominales, echa los hombros hacia atrás y levanta la cabeza y los hombros del suelo. Empuja el pecho hacia delante y hacia arriba. Separa el abdomen del suelo.

4 Sentado en el suelo, con un cojín grande detrás de ti. Ponte de rodillas sentado sobre los talones y ve separando los pies hasta quedar sentado entre las piernas, manteniendo las rodillas juntas. A continuación échate hacia atrás. Ve descendiendo poco a poco sobre el cojín de forma que la columna y la cabeza queden apoyadas en él. Deja los brazos sueltos a los costados.

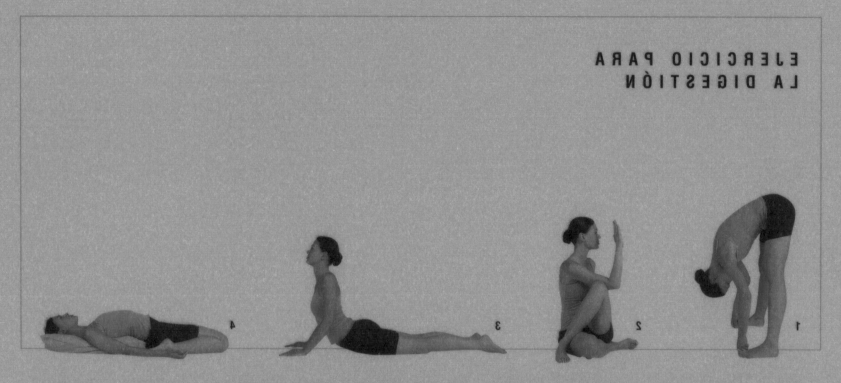

1 De pie, con los pies separados y paralelos. Coloca las manos en las caderas e inclínate muy despacio con la espalda recta. Agárrate los tobillos o los dedos de los pies. Concéntrate en flexionarte un poco más con cada espiración.

2 Siéntate con las piernas extendidas, flexiona la rodilla izquierda y déjala caer a un costado. Luego coloca el pie izquierdo junto al glúteo derecho. Dobla la pierna derecha y pasa el pie al otro lado sin separarlo del suelo. Vuélvete hacia la derecha y coloca el codo izquierdo sobre la rodilla derecha, apoyándote en la mano derecha. Vuelve la cabeza hacia tu derecha. Repite hacia el otro lado.

3 Boca abajo, con los brazos flexionados y las palmas en el suelo. Tensa los músculos abdominales, echa los hombros hacia atrás y levanta la cabeza y los hombros del suelo. Empuja el pecho hacia delante y hacia arriba. Separa el abdomen del suelo.

4 Sentado en el suelo, con un cojín grande detrás de ti. Ponte de rodillas sentado sobre los talones y ve separando los pies hasta quedar sentado entre las piernas, manteniendo las rodillas juntas. A continuación échate hacia atrás. Ve descendiendo poco a poco sobre el cojín de forma que la cabeza queden apoyadas en él. Deja los brazos sueltos a los costados.

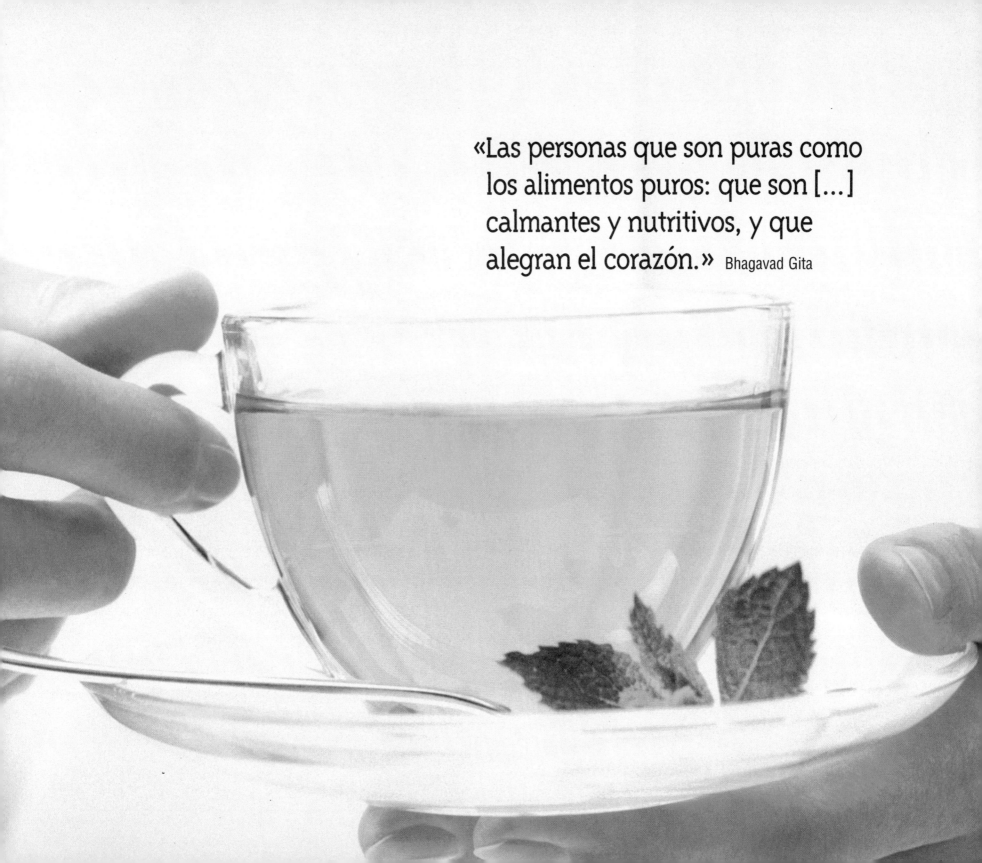

«Las personas que son puras como los alimentos puros: que son [...] calmantes y nutritivos, y que alegran el corazón.» Bhagavad Gita

LA DIETA YÓGUICA

Esta dieta se basa en el principio de que todos estamos influenciados por la interacción de tres cualidades vitales, o *gunas*.

LA ARMONIOSA PERSONA SÁTTVICA

La marca distintiva del *sattva* es la armonía. La persona sáttvica experimenta en su vida una sensación de pureza, claridad, amor y comprensión. Para conseguir dicho estado de armonía, debe aumentarse el consumo de alimentos sáttvicos en la dieta. Los alimentos sáttvicos son nutritivos y fáciles de digerir, y se consideran los componentes más importantes de la dieta yóguica. Son los siguientes: granos, cereales, verduras, fruta, frutos secos, semillas, productos lácteos, hierbas, infusiones y agua.

LA AGRESIVA PERSONA RAJÁSICA

El rasgo distintivo del *rajas* es la energía. Las personas en las que predomina el carácter rajásico tienden a ser acaloradas, agresivas y fuertes, propensas al estrés, la impaciencia y el nerviosismo. Las personas que poseen esos rasgos deben intentar disminuir la influencia de esa *guna* reduciendo la cantidad de alimentos rajásicos que toman e incrementando la ingesta de alimentos sáttvicos y ta-

másicos. Los alimentos rajásicos son calientes, amargos, agrios o salados. Son, entre otros, el café, el chocolate, el té, la sal, el pescado, los huevos, las guindillas y las hierbas y especias fuertes. Debe incrementarse el consumo de alimentos rajásicos sólo si el matiz predominante del temperamento es tamásico (véase abajo) o si se sufre de letargo y fatiga y se necesita un aporte de energía.

LA LETÁRGICA PERSONA TAMÁSICA

El *tamas* se caracteriza por la abulia y la inercia. Las personas tamásicas tienden a ser lentas, cansinas y propensas a sentimientos de letargo y depresión. Para ser menos tamásico hay que comer más alimentos sáttvicos y rajásicos y menos alimentos tamásicos.

Los alimentos tamásicos son los ácidos, secos o rancios. Entre ellos se encuentran los champiñones, la carne, la cebolla, el ajo, los alimentos fermentados como el vinagre o la comida recalentada. También el alcohol es tamásico. Dado que algunos alimentos tamásicos suelen considerarse en general malos para la salud, deben consumirse sólo cuando se sufre de un exceso de *rajas*, por ejemplo si uno se siente acalorado, estresado y agotado.

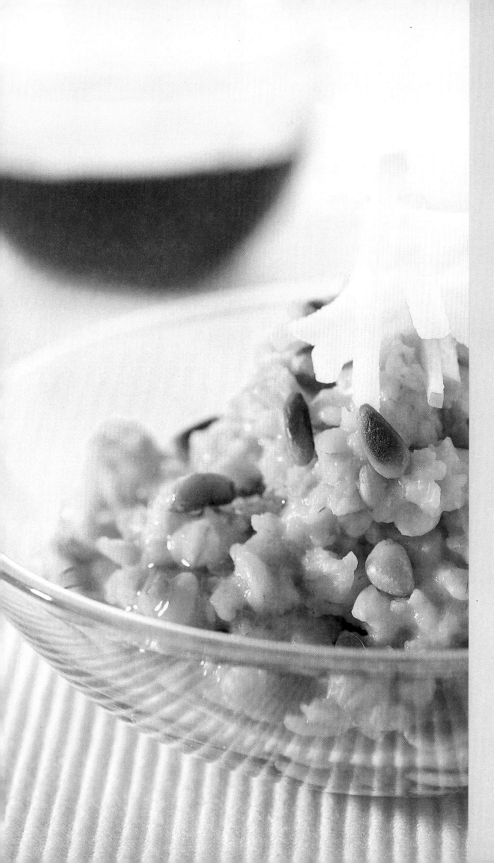

AVENA CON FRUTOS SECOS

La siguiente receta constituye un excelente desayuno o tentempié de lo más energético. Contiene sobre todo alimentos sáttvicos, que son muy nutritivos y contribuyen a armonizar y equilibrar.

PARA 1 RACIÓN

3-4 cucharadas soperas de copos de avena

1 cucharada sopera de frutos secos mezclados con semillas (como nueces, avellanas, almendras, pipas de girasol)

1 cucharada sopera de fruta seca (como uvas pasas o albaricoques secos)

agua

una pizca de sal marina (opcional)

leche de soja

media manzana rallada

sirope de arce (opcional)

Pon la avena en una cazuela con los frutos secos, las semillas y la fruta seca. Añade el doble de volumen de agua y la sal marina, y lleva la mezcla a ebullición sin dejar de remover. Déjalo hervir a fuego medio hasta que la avena se hinche y las gachas se espesen, añadiendo gradualmente un poco de leche de soja fría. Remueve de vez en cuando para impedir que las gachas se adhieran a la cazuela. Sírvelas adornadas con la manzana rallada, el sirope y leche de soja al gusto.

EL AYUNO

La mayor parte del tiempo, nuestro aparato digestivo está muy ocupado en descomponer los alimentos, extraer y asimilar nutrientes y eliminar residuos. Sin embargo, durante un ayuno el intestino tiene la oportunidad de descansar y desintoxicarse. Como consecuencia, uno se siente más ligero, más despejado y con más energía. Ayunar también mejora el estado de la piel y del cabello, facilita un sueño reparador y aumenta la resistencia al estrés y a infecciones como los resfriados y la gripe. Incluso es posible notar una mejoría en determinados problemas crónicos de salud como eccemas, artritis y la indigestión.

CUÁNDO AYUNAR

Lo ideal sería intentar ayunar entre dos y cuatro veces al año. Las fechas tradicionales para el ayuno son el comienzo de la primavera y del otoño para vigorizar el cuerpo con vistas a los meses de verano y de invierno que se avecinan. También puede ayunarse al inicio de cada estación. El régimen de cinco días que se indica a continuación incluye un ayuno de 24 horas (el día 4) con tres días de preparación y un día para el reajuste (sólo puede ayunarse más de un día si se está bajo la supervisión de un naturópata, un dietista o un nutricionista). Es posible que durante el ayuno pierdas energía, por eso es sensato escoger una época en la que sepas que no vas a estar muy ajetreado y que puedes descansar cuando lo necesites. Aunque tal vez no tengas ganas de hacer mucho ejercicio, quizá descubras que el ayuno mejora tu práctica del yoga, del tai-chi o de la meditación.

UNA ADVERTENCIA

Es posible que experimentes leves efectos secundarios mientras tu organismo elimina toxinas acumuladas: fatiga, jaquecas, irritabilidad, mal aliento, lengua pastosa, ansia de tomar azúcar y suaves palpitaciones. También es posible que notes escalofríos. Si sufres efectos secundarios más severos o no te encuentras bien, deja el ayuno y consulta a un médico.

Las mujeres embarazadas o en época de lactancia no deben ayunar jamás, ya que es de vital importancia que mantengan una alta ingesta de nutrientes para alimentar a su bebé. Si padeces alguna enfermedad crónica o estás tomando medicamentos, consulta a tu médico antes de ayunar y nunca dejes de tomar la medicación sin antes pedirle consejo.

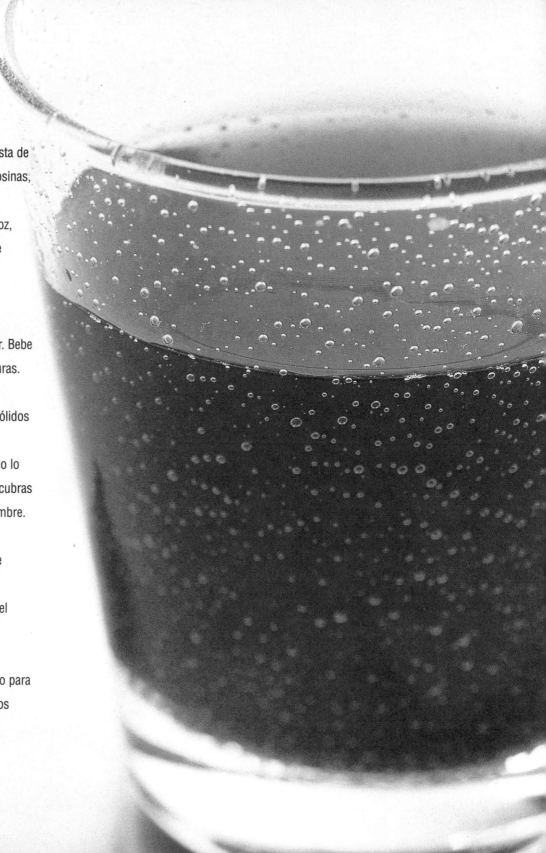

TU AYUNO DE CINCO DÍAS

DÍA 1: Empieza a preparar tu cuerpo para el ayuno adaptando tu ingesta de alimentos. Elimina de tu dieta la carne, los productos lácteos, las golosinas, los derivados del trigo (incluidos el pan y la pasta), la sal, el azúcar, las bebidas con cafeína y el alcohol. Sustituye esos alimentos por arroz, lentejas, quinoa y trigo sarraceno, derivados de la soja (como la leche de soja) y abundancia de infusiones, agua y fruta fresca y verdura. Evita inhalar humo de tabaco (durante el tiempo que dure el ayuno).

DÍAS 2 Y 3: Limita tu dieta a fruta, verduras y yogur natural sin azúcar. Bebe abundantes líquidos: agua, tés de hierbas y zumos de fruta o de verduras.

DÍA 4: Éste es el día del verdadero ayuno. Evita todos los alimentos sólidos y durante todo el día bebe aproximadamente cuatro litros de líquido: agua, tés de hierbas y zumos de fruta o de verduras. Descansa cuando lo necesites. Prueba a meditar (*véase* pág. 78), pues es posible que descubras que te concentras con más claridad o más profundidad que de costumbre.

DÍA 5: Tu ayuno ya ha terminado, pero deberías volver a tu pauta de alimentación poco a poco para dar tiempo a tu organismo a que se adapte. Come con moderación, concentrándote en alimentos como el arroz, el yogur, la fruta y las verduras.

LA SEMANA SIGUIENTE: Puedes volver a comer con normalidad, pero para consolidar los beneficios del ayuno, evita la sal, el azúcar, los alimentos procesados, el alcohol, la cafeína y el tabaco y come poca carne.

EL AGUA PURIFICADORA

Tanto la medicina oriental como la occidental están de acuerdo en la importancia fundamental del agua, pues sin ella la vida es imposible. Sin la suficiente cantidad de agua, la comida se convierte en una masa seca en el intestino que al cuerpo le cuesta descomponer. Sin embargo, con la suficiente agua los alimentos se hinchan y las células se abren para dejar salir los nutrientes de manera natural.

EVITAR LA DESHIDRATACIÓN

En muchos sentidos, puede decirse que el agua es el nutriente olvidado. Aunque bebamos suficiente agua para sobrevivir, es posible que no bebamos líquido como para mantener el cuerpo hidratado de manera adecuada. Es posible que estemos en un permanente estado de hidratación inferior a la óptima, sin saberlo. Si orinas con escasa frecuencia y sufres cansancio, letargo, irritabilidad, piel o boca seca, dolores de cabeza o estreñimiento, existen muchas posibilidades de que no estés bebiendo suficiente agua. Una buena indicación es el color de la orina: debe ser amarillo pálido; si es ámbar oscuro, necesitas aumentar el consumo de líquidos. Lo ideal sería que orinases a intervalos regulares a lo largo del día, y no sólo una o dos veces.

CUÁNTO BEBER

Procura beber dos litros de agua al día. Algunas personas, sobre todo las mujeres embarazadas y en época de lactancia, necesitan aún más. La ingesta de líquidos debe incrementarse cuando sube la temperatura, cuando se realiza ejercicio intenso o si se sufre una deshidratación debido a diarrea o vómitos.

Los niños, que tienden a ser más activos que los adultos, pueden perder mucha agua a través de la piel. Un niño de dos años debe beber como mínimo medio litro al día y uno de tres años debe beber por lo menos tres cuartos de litro.

«La eliminación de impurezas le permite al orga

QUÉ BEBER

La mejor manera de mantener hidratado el organismo consiste en beber agua. Se ha debatido mucho sobre los méritos relativos del agua embotellada y la del grifo. La ventaja del agua embotellada es que suele constituir una buena fuente de minerales como el calcio, el magnesio y el potasio (consulta la etiqueta de la botella) y, a diferencia del agua del grifo, no ha sido reciclada y no contiene contaminantes.

La ventaja del agua del grifo es que resulta barata y es abundante, no hace falta mantenerla refrigerada y no supone coste alguno para el medio ambiente en cuanto a desechar los envases de plástico. Si te preocupa la calidad del agua del grifo, habla con tu compañía de suministro de agua o intenta usar un filtro.

Si te resulta desagradable beber agua sola, puedes mejorar su sabor utilizando saborizantes naturales como la raíz de jengibre, el zumo de limón o de lima, hojas de menta fresca o un chorrito de licor de flores. Como alternativa, puedes mezclar el agua con zumo de fruta o preparar té de hierbas. Procura reducir las bebidas que contengan cafeína, ya que disminuyen los niveles de líquido en el organismo al incrementar la frecuencia urinaria.

CÓMO BEBER MÁS

La sed es un recordatorio útil, pero no resulta un indicativo muy exacto de los auténticos niveles de líquido en el organismo. Cuando uno siente la sed, las células y los tejidos del cuerpo ya se encuentran gravemente necesitados de agua. Un método mejor es el de beber antes de sentir sed, así se mantiene el cuerpo hidratado.

Una manera de hacerlo es beber menos cantidad y aumentar la frecuencia; tener a tu lado una botellita que puedas ir rellenando te servirá de recordatorio. También puedes empezar la jornada consumiendo una cantidad considerable de agua con el estómago vacío (hasta un litro, si es posible).

mo funcionar de manera más eficiente.» Yoga Sutras Upanishad

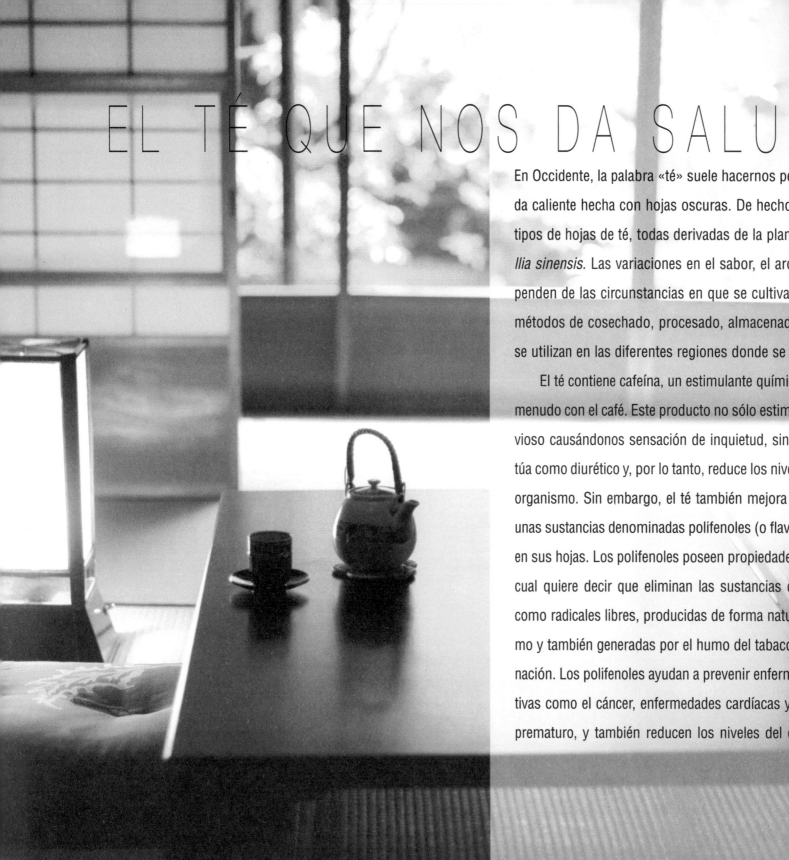

EL TÉ QUE NOS DA SALUD

En Occidente, la palabra «té» suele hacernos pensar en una bebida caliente hecha con hojas oscuras. De hecho, existen miles de tipos de hojas de té, todas derivadas de la planta perenne *Camellia sinensis*. Las variaciones en el sabor, el aroma y el color dependen de las circunstancias en que se cultiva la planta y de los métodos de cosechado, procesado, almacenado y envasado que se utilizan en las diferentes regiones donde se cultiva.

El té contiene cafeína, un estimulante químico asociado más a menudo con el café. Este producto no sólo estimula el sistema nervioso causándonos sensación de inquietud, sino que también actúa como diurético y, por lo tanto, reduce los niveles de líquidos del organismo. Sin embargo, el té también mejora la salud, debido a unas sustancias denominadas polifenoles (o flavonoides) que tiene en sus hojas. Los polifenoles poseen propiedades antioxidantes, lo cual quiere decir que eliminan las sustancias dañinas conocidas como radicales libres, producidas de forma natural por el organismo y también generadas por el humo del tabaco y por la contaminación. Los polifenoles ayudan a prevenir enfermedades degenerativas como el cáncer, enfermedades cardíacas y el envejecimiento prematuro, y también reducen los niveles del colesterol «malo».

La mejor manera de mitigar los efectos de la cafeína y de beneficiarse de la acción antioxidante es beber té con moderación (una o dos tazas al día), evitar las bebidas con cafeína después de media tarde y cambiar a tipos de té menos procesados, como el té verde. Sus hojas son hervidas al vapor o tostadas poco después de ser cosechadas, lo cual mata las enzimas oxidantes que de otro modo causarían las reacciones químicas responsables del color más oscuro y el sabor más fuerte del té de hoja negra. También merece la pena experimentar con otros tipos de té; prueba el Assam (véase la receta a la derecha), el oolong o el lapsang souchong, por ejemplo.

AYUDA A LA CONTEMPLACIÓN

También puede tomarse té como un acto contemplativo. En Japón, muchas personas llevan a cabo un complicado ritual, derivado del budismo zen, conocido como ceremonia del té *(chanoyu)*. Durante dicha ceremonia, anfitriones e invitados siguen un formalizado sistema de gestos y actos diseñado para centrar la mente de los participantes. Esto los libera para quedar absortos en el momento y meditar mientras beben.

TÉ INDIO CHAI

Este té contiene muchas especias aromáticas tibias que aportan diversos beneficios para la salud. El té chai se bebe mucho en el norte de la India y tiene un delicioso y reconfortante olor a incienso.

1 cucharada sopera de jengibre en polvo

2 cucharaditas de semillas de cardamomo molidas

4 clavos molidos

1 cucharadita de pimienta negra molida

1 cucharadita de canela en polvo

1 cucharadita de anises de buena calidad molidos (opcional)

4 cucharaditas de té Assam

1 litro de agua

leche y miel al gusto

Mezcla todas las especias y guárdalas en una jarra herméticamente cerrada. Para preparar cuatro tazas, hierve una cucharadita de esa mezcla junto con el té Assam y el agua. Déjalo hervir a fuego lento durante cinco minutos. Luego añade leche al gusto y llévalo nuevamente a ebullición. Viértelo en las tazas y añade miel al gusto. Sírvelo muy caliente.

DISFRUTAR DE LOS ZUMOS

Beber zumos de fruta y de verduras constituye una deliciosa manera de incorporar un montón de vitaminas y minerales extra en la dieta. Las pautas nutricionales de Occidente indican que hay que tomar por lo menos cinco piezas de fruta y verdura todos los días, y beber un único zumo al día de varias frutas recién exprimidas puede valer por la mitad de la cantidad recomendada. Desde la perspectiva oriental, los zumos están llenos de energía de fuerza vital, limpian el organismo y ayudan a prevenir las enfermedades.

RECIÉN HECHOS Y DIVERTIDOS DE BEBER

La mejor manera de beneficiarse de las saludables propiedades de los zumos es hacerlos en casa. Los zumos envasados suelen contener azúcar, potenciadores del sabor o conservantes añadidos. Si tomas zumos comprados en la tienda, elige marcas de producción orgánica y sin azúcar siempre que te sea posible.

Para hacer zumo de frutas y verduras en casa, necesitas unas cuantas herramientas básicas, entre ellas un exprimidor para los cítricos (no hace falta que sea un instrumento muy complicado, basta con un exprimidor manual) y una licuadora eléctrica para las otras frutas y verduras como las zanahorias o las manzanas (las licuadoras suelen contar con un accesorio para los cítricos). También resulta útil una batidora, para preparar batidos y licuar frutas blandas como los arándanos, las frambuesas, las fresas o los plátanos.

Haz el zumo con la fruta y las verduras más frescas que puedas comprar o, de ser posible, cultiva tu propio huerto. Lava siempre bien las verduras y desecha las que estén en mal estado o pasadas. El zumo exprimido no se conserva durante mucho tiempo y pierde muy rápido el color al contacto con el aire; por esta razón, lo más adecuado es exprimirlo en pequeñas cantidades y tomarlo de inmediato. Si se añade al zumo una pequeña cantidad de jugo de limón se conservará durante algo más de tiempo.

COMBINA LOS ZUMOS A TU GUSTO

¿Por qué no hacer tus propios cócteles de zumos? Puedes ser todo lo innovador que quieras: combina los zumos de tus frutas y verduras favoritas y descubre cuál es la mejor mezcla.

El zumo de zanahoria y manzana resulta muy refrescante, al igual que el de manzana y mango o piña y pomelo.

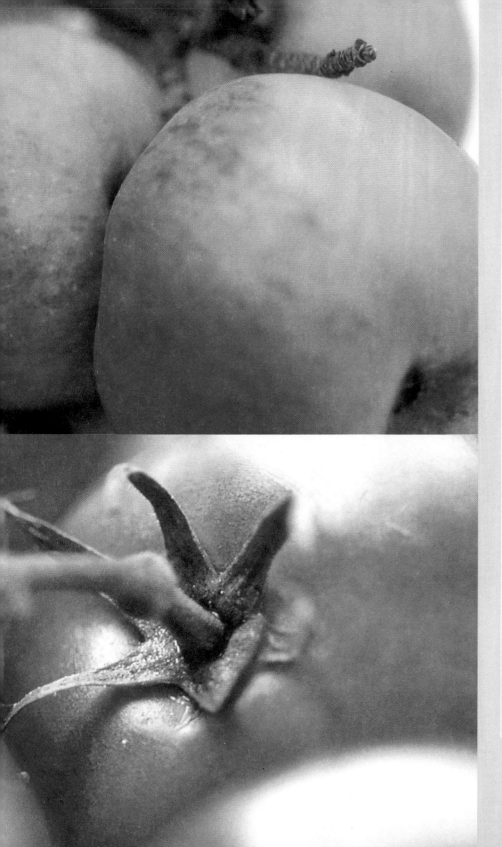

Las siguientes recetas son muy nutritivas. La primera es un excelente toque de diana para el organismo a la hora del desayuno. La segunda es un cóctel sin alcohol y también sirve de aperitivo.

CORO MATINAL

4 manzanas peladas y sin pepitas

2 peras peladas y sin pepitas

el zumo de medio limón

1 cucharadita de sirope de arce

Licúa las manzanas y las peras. Añade el zumo de limón y el sirope de arce. Mézcla bien y sírvelo en un vaso alto.

ANIMADOR DE FIESTAS

3 tallos de apio

3 tomates medianos

medio pepino

el zumo de media lima

un chorro de salsa Worcestershire

sal y pimienta al gusto

Lava y licúa el apio, los tomates y el pepino. Añade el zumo de lima y la salsa Worcestershire. Sazona, si te apetece, mézclalo bien y sírvelo.

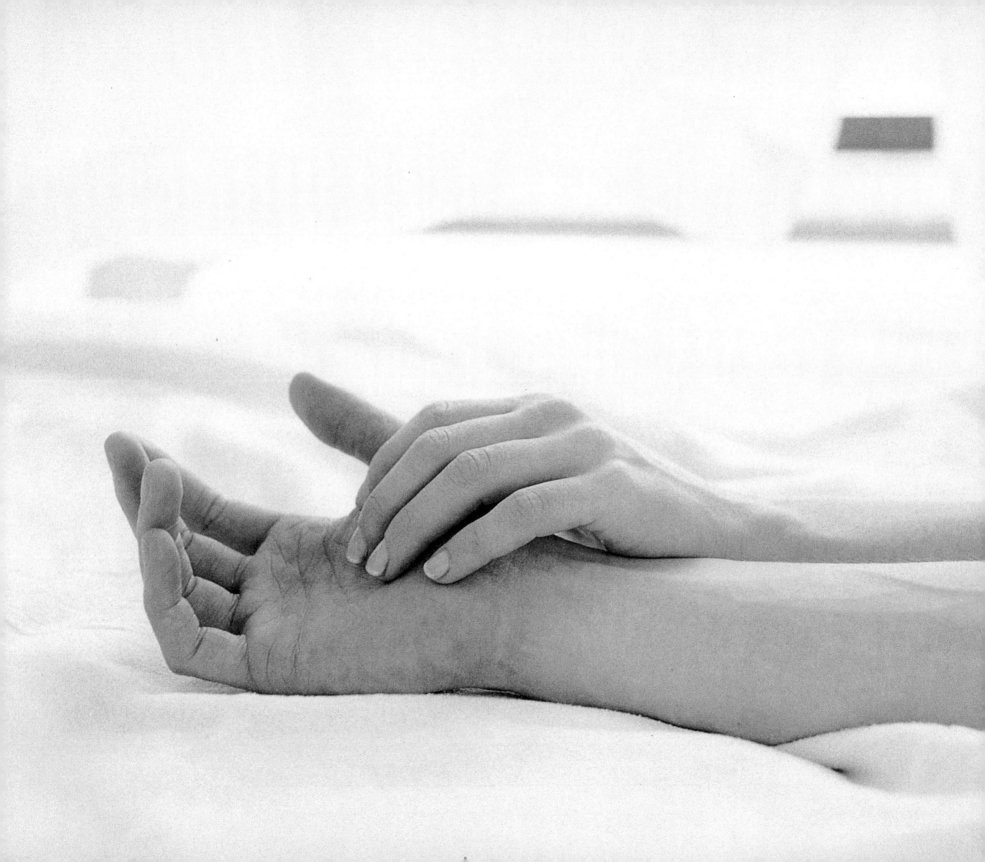

AMAR

La capacidad de amar a los demás de corazón y sin juzgar no sólo mejora nuestra propia vida y las vidas de los que nos rodean, sino que también abre la puerta que conduce a nuestro desarrollo emocional y espiritual. En el budismo, el arte de amarse a uno mismo y a los demás con compasión es una de las primeras y más básicas enseñanzas.

En este capítulo se estudia cómo dejar atrás el egoísmo y el enfoque posesivo en las relaciones sustituyéndolos por sentimientos de calidez, empatía y generosidad. El enfoque espiritual del budismo se combina con técnicas tales como el masaje de cabeza hindú, que puede aumentar el grado de intimidad gracias al poder del tacto.

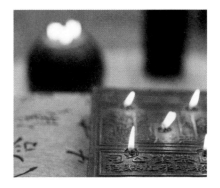

AMABILIDAD CON AMOR

A medida que nos hacemos mayores, perdemos la capacidad de relacionarnos con los demás de corazón y sin condiciones, como hacíamos cuando éramos pequeños. Tal vez nos vayamos volviendo reservados a la hora de demostrar amor y afectividad, más críticos en nuestras relaciones y desconfiados respecto a la naturaleza humana en general. Poco a poco, muchas de nuestras interacciones con otras personas acaban quedando marcadas por sentimientos negativos. Uno de los principios del budismo es el amor total y no egoísta hacia los demás. Dicho principio no sólo ofrece una ruta para el despertar espiritual, sino que además puede mejorar mucho nuestra calidad de vida y la de aquellos que nos rodean.

Los maestros budistas propugnan la meditación como una forma de abrir el corazón y de experimentar más compasión y amor. Recomiendan una técnica de meditación denominada *metta bhavana* (*metta* significa «amor», y *bhavana* significa «desarrollo»).

LA PRÁCTICA DEL *METTA BHAVANA*

Para prepararte para el *metta bhavana*, siéntate en el suelo con las piernas cruzadas o en otra postura de meditación (*véanse* págs. 80-81) y cierra los ojos. Respira de manera uniforme y regular por la nariz, e intenta concentrarte en los sentimientos de amor que permanecen dormidos en tu interior. Para ello, haz que tu mente retroceda en el tiempo, hasta una época en la que te sentías amado de verdad. Intenta amarte y aceptarte a ti mismo de la misma forma completa e incondicional, pues eso te permitirá cultivar el amor y hacer partícipes de él a los demás. En principio puede que te resulte difícil adentrarte en sentimientos de amor, en particular los de amor por ti mismo, puede que te sientas incómodo; pero sigue intentándolo, pues con el tiempo te será más fácil.

La siguiente fase consiste en dirigir esos sentimientos hacia los demás. Tu objetivo es romper las barreras para que, en última instancia, puedas sentir ese amor y esa compasión por todos los que te rodean.

Procura dirigir tus sentimientos de amor a las siguientes clases de personas, por este orden: una persona sumamente estimada o respetada, como un profesor, un colega o un guía espiritual; un amigo íntimo o un familiar; un simple conocido; una persona hostil con la que tienes problemas en la actualidad. Esta fase de tu meditación te resultará mucho más sencilla si empleas la técnica

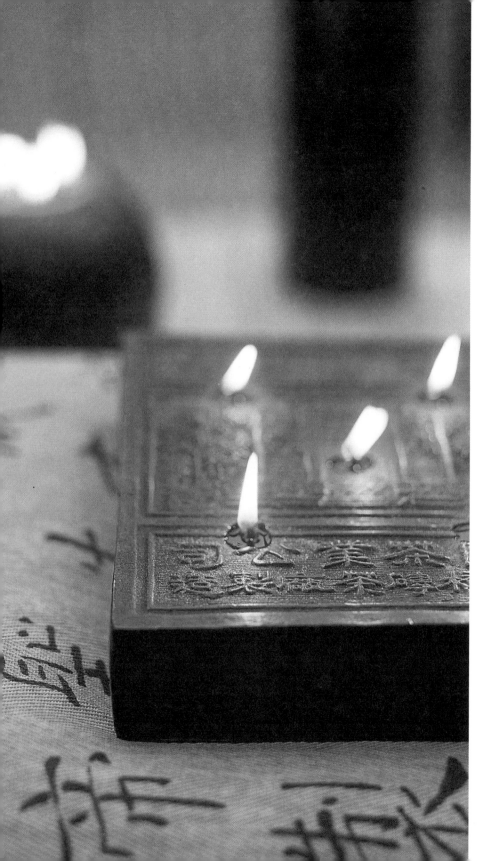

de la visualización (*véase* pág. 158). Al pensar en alguien, imagínate que lo tienes frente a ti sonriendo y con aspecto de sentirse feliz. Puedes enviarle sentimientos afectuosos, tales como «te deseo que no tengas que afrontar ningún daño ni sufrimiento» o «que estés a salvo y seas feliz». Si te resulta difícil, sobre todo con las personas de la última sección de la lista, recuérdate a ti mismo que todo el mundo es igual en esencia: todos tenemos los mismos sentimientos, los mismos deseos de felicidad y satisfacción, el mismo miedo al dolor y al sufrimiento. Intenta sentir empatía hacia otros seres humanos y sustituir los viejos sentimientos de rencor, amargura o rabia por otros de compasión.

Cuando veas que has conseguido dirigir tu amor a personas concretas, puedes abordar la última fase de esta meditación de la amabilidad con amor que consiste en extender nuestro amor de forma indiscriminada a personas y culturas de todo el mundo. Una vez que hayas llegado a esa fase, sentirás que puedes amar de manera libre e incondicional. Practica estos sentimientos de amor no sólo durante la meditación, sino en tu vida diaria, para que puedas saludar a todo el que te rodea con afecto, una actitud abierta, empatía y compasión.

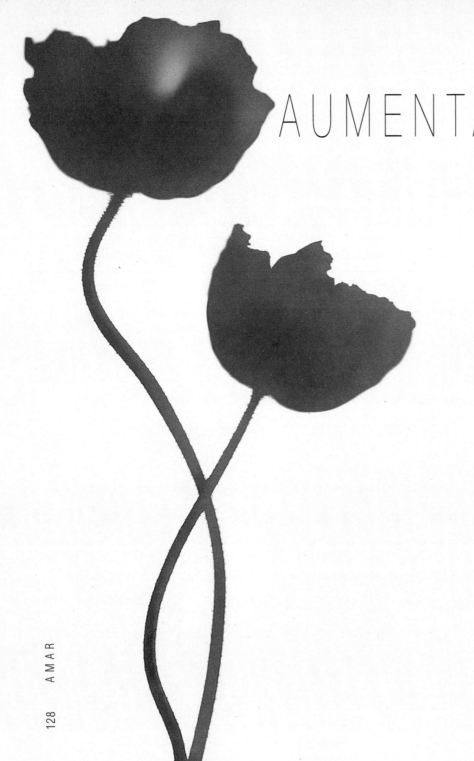

AUMENTAR LA INTIMIDAD

La intimidad desaparece a menudo en muchas relaciones modernas porque las parejas están demasiado ocupadas o cansadas para tocarse. El mero hecho de hacer ejercicio juntos puede ayudar a recuperar la conexión amorosa. Los siguientes estiramientos ofrecen un método maravilloso para pasar tiempo de calidad juntos y también aumentar la intimidad. En esta serie de ejercicios necesitas depender de tu compañero para que te proporcione exactamente el apoyo adecuado en el momento justo, lo cual conlleva una valiosa lección de comunicación. Prepárate haciendo un precalentamiento con unas cuantas tandas del ejercicio de flexibilidad de la pág. 52.

Una buena manera de «sintonizar» con tu compañero al realizar estos estiramientos (y también en otras ocasiones) consiste en sincronizar la respiración. Dedicad unos minutos a permanecer sentados en silencio, espalda contra espalda. Respirad despacio y por la nariz y concentraos en el movimiento de la espalda del compañero al expandirse y contraerse en contacto con la vuestra en cada inspiración. Respira profundamente y ve acompasando poco a poco tu respiración a la de tu compañero. Procura mantener esa sincronía durante todo el ejercicio.

ESTIRAMIENTOS PARA EL AMOR

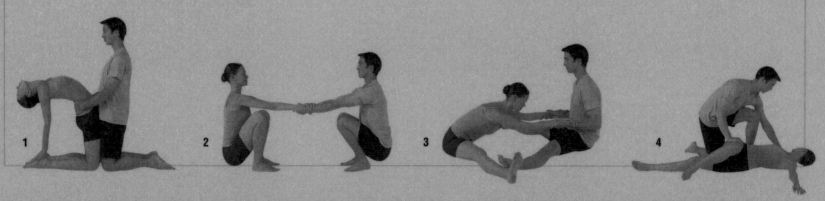

1 De rodillas, con los muslos formando un ángulo recto con las pantorrillas y las rodillas unidas y en paralelo. Tu compañero se arrodilla enfrente de ti y te sujeta por la espalda. A continuación, empuja el pecho hacia arriba y dóblate hacia atrás. Baja los brazos hasta agarrarte los tobillos y deja caer la cabeza hacia atrás.

2 De pie uno frente al otro, agarraos por las muñecas. Utilizándoos el uno al otro a modo de contrapeso, flexionad las rodillas y descended muy despacio hasta quedar en cuclillas. Volved del mismo modo a la posición erecta.

3 Sentaos mirándoos el uno al otro. Abrid las piernas y estiradlas hacia los lados todo lo que os resulte cómodo. Que tu compañero sitúe los pies en la cara interior de tus tobillos. Agarraos por las muñecas. Al espirar, tu compañero tira suavemente de ti hacia él.

4 Tiéndete de espaldas y levanta la rodilla derecha hasta el pecho. Déjala caer al costado izquierdo. A continuación gira la cabeza hacia la derecha. Tu compañero te ayuda a estirarte colocando la mano izquierda sobre tu hombro derecho y la mano derecha sobre tu rodilla derecha, al tiempo que empuja con suavidad. Repite el ejercicio del otro lado. Intercambiad los papeles.

ESTIRAMIENTOS
PARA EL AMOR

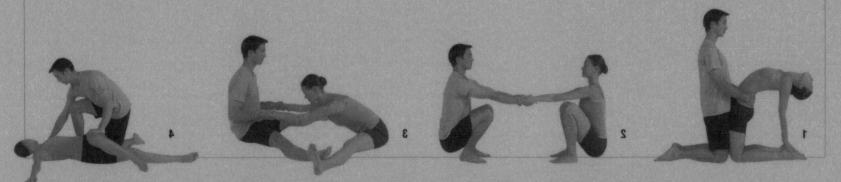

1 De rodillas, con los muslos formando un ángulo recto con las pantorrillas y las rodillas unidas y en paralelo. Tu compañero se arrodilla enfrente de ti y te sujeta por la espalda. A continuación, empuja el pecho hacia arriba y dóblate hacia atrás. Baja los brazos hasta agarrarte los tobillos y deja caer la cabeza hacia atrás.

2 De pie uno frente al otro, agarraos por las muñecas. Utilizándoos el uno al otro a modo de contrapeso, flexionad las rodillas y descended muy despacio hasta quedar en cuclillas. Volved del mismo modo a la posición erecta.

3 Sentaos mirándoos el uno al otro. Abrid las piernas y estiradlas hacia los lados todo lo que os resulte cómodo. Que tu compañero sitúe los pies en la cara interior de tus tobillos. Agarraos por las muñecas. Al espirar, tu compañero tira suavemente de ti hacia él.

4 Tiéndete de espaldas y levanta la rodilla derecha hasta el pecho. Déjala caer al costado izquierdo. A continuación gira la cabeza hacia la derecha. Tu compañero te ayuda a estirarte colocando la mano izquierda sobre tu hombro derecho y la mano derecha sobre tu rodilla derecha, al tiempo que empuja con suavidad. Repite el ejercicio del otro lado. Intercambiad los papeles.

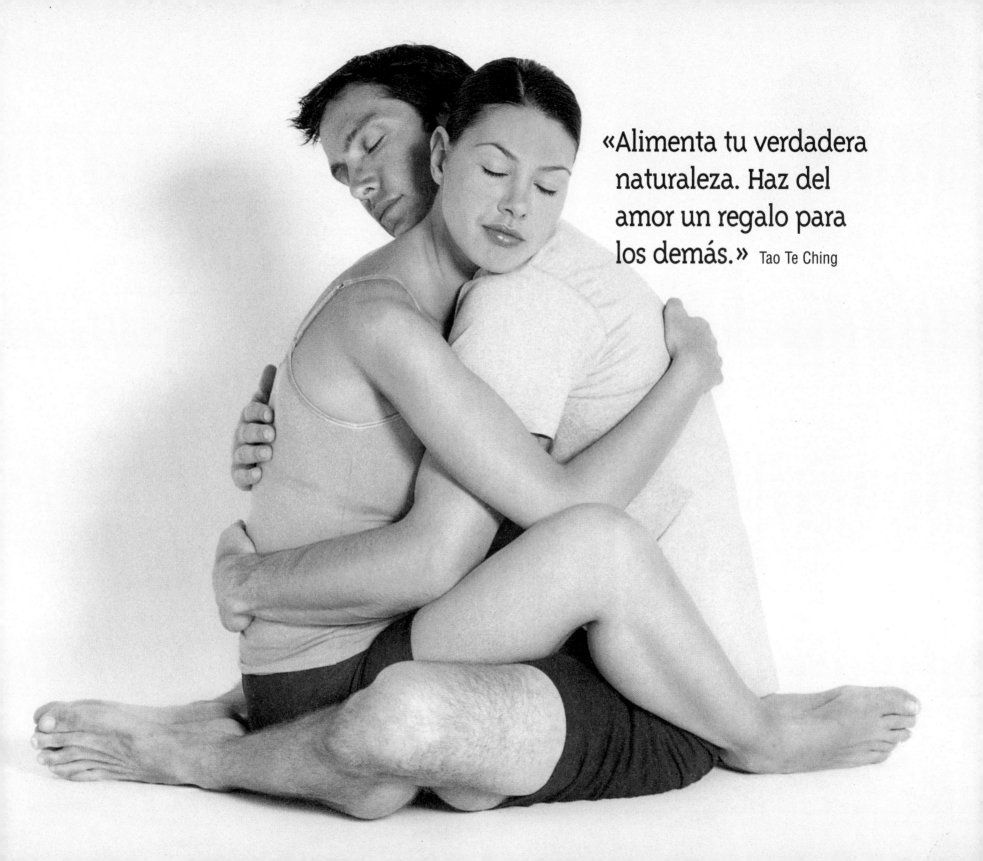

«Alimenta tu verdadera naturaleza. Haz del amor un regalo para los demás.» Tao Te Ching

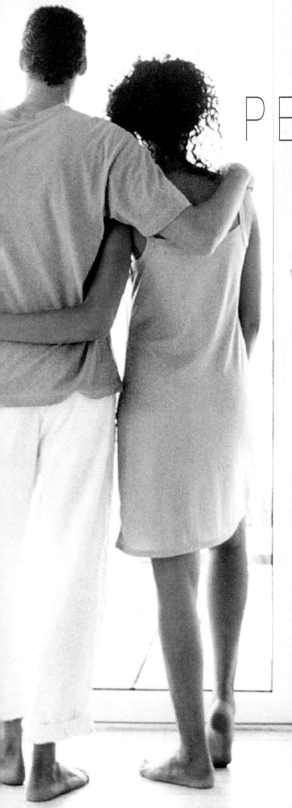

PERDER LA DEPENDENCIA

Las buenas relaciones hacen que nos sintamos amados, deseados y atendidos. Nos aportan valor y confianza en nosotros mismos, y nos confirman que no estamos solos. Por desgracia, estos aspectos positivos de las relaciones pueden combinarse con aspectos negativos. Muchas relaciones no funcionan por culpa del miedo a perder al compañero: tal vez empiece a aburrirse, conozca a otra persona o simplemente deje de estar enamorado.

El miedo al abandono puede ponernos a la defensiva y hacernos reacios a revelar nuestros sentimientos, lo cual impide una conexión sincera y abierta entre dos personas. Puede volvernos necesitados, dependientes y posesivos, puede forzarnos a poner a prueba el compromiso de nuestro compañero, y puede volvernos agresivos, suspicaces o violentos.

Esos intentos de aferrarnos a las relaciones resultan contraproducentes: en lugar de generar la felicidad y la satisfacción que ansiamos, nos sumen en el miedo y la desilusión. Según la filosofía budista, el modo de dejar atrás ese miedo no consiste en buscar un mayor control de la relación, sino en dejar de buscarlo; cesar de esforzarnos tanto y simplemente dejarnos llevar. Éste es el principio de la no posesividad o la no dependencia. En palabras de Sogyal Rinpoché, autor de *El libro tibetano de la vida y de la muerte*, «Aunque nos hayan hecho creer que si aflojamos la garra terminaremos por no tener nada, la vida misma se revela una y otra vez en sentido contrario: dejarse llevar es el camino que conduce a la felicidad».

AFLOJA LA GARRA

En el budismo, el amor se define como bondad, compasión y empatía. La dependencia se caracteriza por la inseguridad, la posesividad y el orgullo. Perder la dependencia requiere un salto en la manera en que entendemos las relaciones: significa aceptar la posibilidad de la no permanencia. Los budistas comparan el concepto de aferrarse al amor con el de aferrarse a la vida, ambos esfuerzos son fútiles, porque el amor y la vida son por naturaleza inasibles. El camino a la felicidad consiste en aflojar la garra.

Perder la dependencia no implica aislarse, mostrarse frío o distante, todo lo contrario: nuestras relaciones serán más cálidas y amorosas porque dedicaremos nuestra energía a asegurarnos de que nuestro compañero es feliz, no a intentar forzar la relación para que encaje con nuestras necesidades. Cada vez que exijas algo o discutas, pregúntate a ti mismo cuáles son tus motivos: ¿el amor y la compasión, o el miedo y la inseguridad? Aprende a distinguir entre la voz infantil de tu ego (*véase* pág. 64) y la voz de tu verdadero yo, que te da a ti y a quienes te rodean la libertad de expresar vuestros deseos individuales, sin miedo a que eso ponga en peligro la relación.

PRACTICA EL DEJAR IR

Empieza por llevar a cabo la meditación de la amabilidad y el amor (*véase* pág. 126). Luego realiza el siguiente ejercicio de visualización: imagina que tienes en la mano una moneda que representa una relación que temes perder. Aferras la moneda con fuerza en el puño con la palma vuelta hacia abajo, o sea que si abres la mano la moneda caerá al suelo, así que tienes que mantener el puño cerrado con tanta fuerza como te sea posible. Ahora imagina la situación contraria: vuelves el puño con los dedos hacia arriba, y vas abriéndolos de uno en uno hasta estirar toda la mano. Aunque la moneda está rodeada por un espacio ilimitado, continúa posada firmemente en tu palma. Imagina la sensación de calma que eso produce. Pues intenta mirar a tu compañero de la misma forma: piensa que el hecho de apoyarlo, nutrirlo y compartir cosas con él lo mantendrá firme en su amor por ti.

SUPERAR LOS PROBLEMAS

Todas las relaciones se enfrentan a dificultades de vez en cuando, pero muchas personas reaccionan a las discusiones encastillándose en posturas defensivas y de forma automática culpan a la otra persona. Un enfoque más correcto, que además coincide con el principio budista de la «amabilidad con amor», es el de aceptar los problemas con ecuanimidad y tratar de entender las razones que subyacen a los mismos. Cuando se evita repartir la culpa, se reconoce que las causas de todos los problemas son complejas y no atribuibles a una sola persona.

La próxima vez que te veas sumido en una discusión con tu compañero/a, hazte las siguientes preguntas: ¿estás enfadado porque te sientes herido? Si es así, ¿por qué no decirlo abiertamente y explicar los motivos? ¿Siempre te comportas de forma similar, y de ser así, por qué? Si tu compañero actúa de ese modo porque no es feliz, ¿cuáles son sus motivos? En lugar de reaccionar ante una situación con rabia y resentimiento, intenta desafiar tu reacción habitual y muestra tolerancia y comprensión.

Las discusiones pueden convertirse en situaciones en las que las personas se muestran tan dogmáticas que incluso pueden terminar defendiendo una opinión que no es la suya. En lugar de atrincherarte, intenta adoptar una visión amplia e imparcial que te permita ser más comprensivo y te disponga a perdonar. Los siguientes ejercicios te ayudarán a empatizar con tu compañero y ver las cosas desde su punto de vista. La próxima vez que las cosas se calienten, acepta una tregua para realizar este ejercicio. Imagina que estás sentado junto a tu compañero y que regresas mentalmente a una época en la que la relación era armoniosa y podías hablar con libertad. Imagina que las cosas todavía son así. Visualiza a tu compañero con una expresión abierta y receptiva a lo que tú estás diciendo. A continuación, explica el problema sin juzgar, imagina que dices lo enfadado, herido o molesto que te has sentido. Visualiza que dejas caer todas tus defensas y hablas abiertamente.

Para llevar un poco más lejos este ejercicio, podrías escribir una diálogo imaginario. Escribe lo que acabas de decir y después lo que te diría tu compañero en este nuevo clima de entendimiento; deja que él/ella explique su visión del problema. Sigue escribiendo el diálogo hasta que creas que ya ha quedado todo dicho. Cuando reanudes la discusión, entregaos el diálogo el uno al otro para leerlo. Este ejercicio debe ayudarte a iniciar un nuevo y más sensible diálogo con la persona en la vida real.

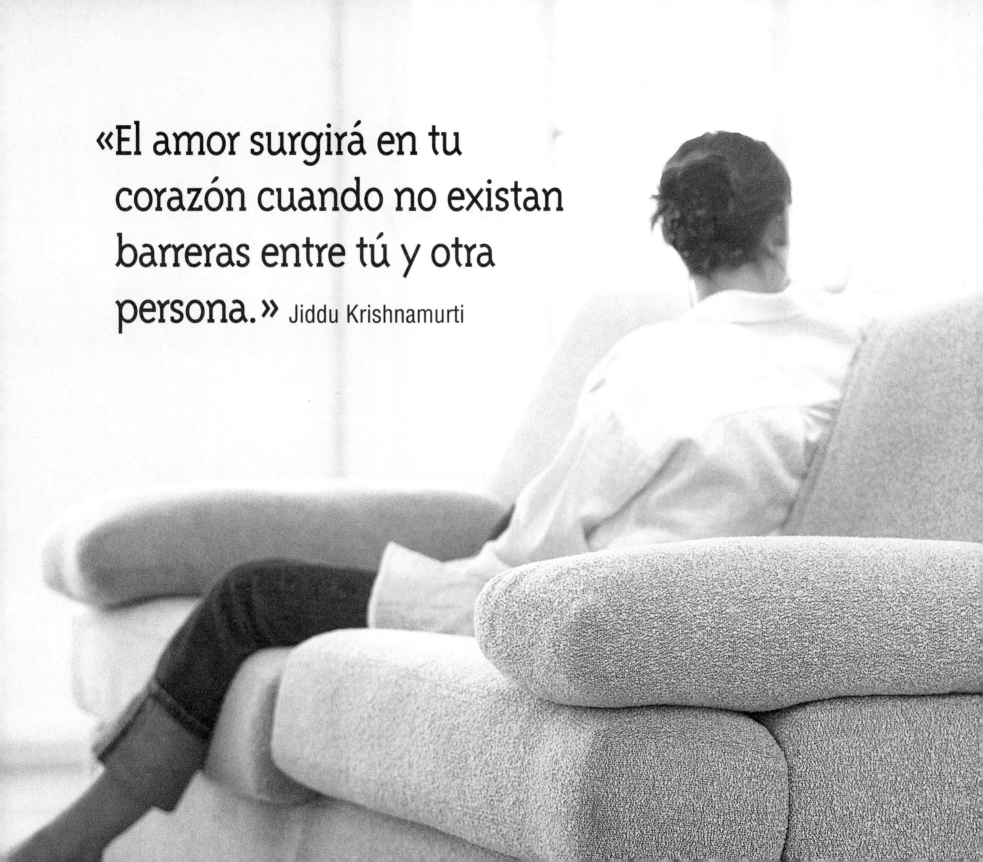

«El amor surgirá en tu corazón cuando no existan barreras entre tú y otra persona.» Jiddu Krishnamurti

LA RECONEXIÓN SENSUAL

El masaje en la cabeza cuenta con una larga tradición en China. Los padres dan masaje a sus hijos en el cuero cabelludo para estimular un crecimiento espeso y brillante del pelo, y los barberos ofrecen masajes en la cabeza como un servicio a sus clientes. Sus beneficios son profundos, ya que además de resultar relajante y sensual, provoca una sensación de paz, tranquilidad y consuelo. El contacto afectuoso y calmante del masaje en la cabeza fortalece las relaciones al aumentar la sensación de compartir y de confianza. Además, el masaje en la cabeza ayuda a crear un estado de relajación y de intimidad.

Resulta habitual emplear aceites aromatizados como el de coco, sésamo, mostaza o almendras. Los aceites permiten que las manos se deslicen sobre el cuero cabelludo, y la fragancia de cada uno posee singulares propiedades. También el pelo se beneficia de un tratamiento acondicionador de la raíz a las puntas.

No existen reglas fijas sobre cómo dar un masaje de cabeza. En la India, cada familia hace uso de sus propias técnicas especiales, que van pasando de generación en generación. El siguiente ejercicio posibilita un masaje de cabeza maravillosamente sensual. Puedes adaptar los movimientos a tus propias necesidades o bien inventarte otros. Pregunta a tu compañero qué es lo que le gusta y déjate guiar por él. Si lo deseas, puedes incorporar en el masaje el cuello y los hombros, o utilizar el masaje de cabeza como broche de oro de un masaje corporal completo.

Cerciórate de que tu compañero de masaje está cómodamente sentado en una postura alineada (*véase* pág. 44) y con los ojos cerrados. Mantén una mano en contacto en todo momento con su cabeza y ve deslizando la mano con suavidad de tal modo que resulte difícil distinguir dónde acaba una caricia y dónde empieza la siguiente. Respira despacio y profundamente; tu compañero lo notará y ralentizará también su respiración.

UN MASAJE DE CABEZA SENSUAL

Frótate las palmas de las manos con un poco de aceite y empieza a deslizar las manos por el cabello de tu compañero realizando movimientos largos y profundos desde la coronilla hasta la parte posterior del cuero cabelludo. Ponte más aceite en las manos hasta que lo hayas extendido de manera uniforme por todo el pelo. Sostén la frente de tu compañero con una mano y con la otra presiona la base del cráneo (según se muestra a la derecha).

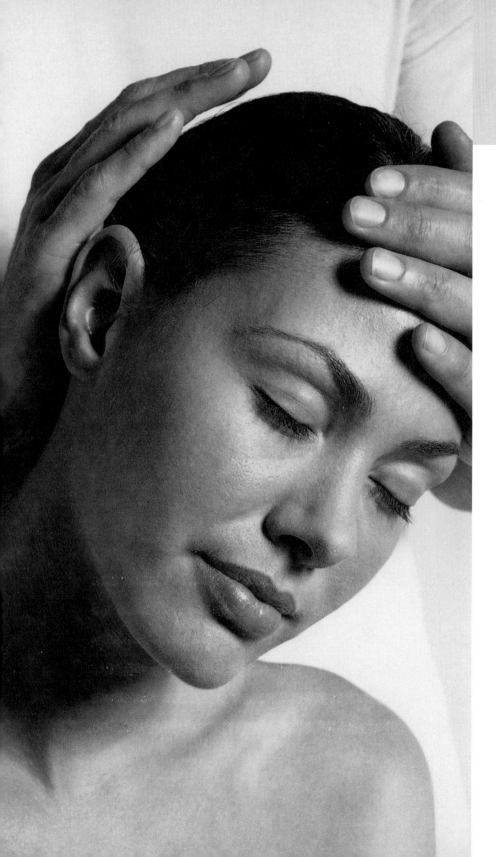

Frota ligeramente arriba y abajo con la base de la mano por toda la parte posterior de la cabeza. A continuación, empezando por la coronilla, toma mechones de pelo con ambas manos y ve dando suaves tirones hasta recorrer la cabeza al completo.

Extiende bien los dedos y sírvete de las yemas para realizar movimientos circulares por toda la cabeza, sintiendo cómo el cuero cabelludo se mueve bajo tus manos. Mantén los dedos en la misma posición y golpea suavemente con ellos por toda la cabeza, manteniéndolos flexibles, con movimientos leves y rápidos.

Apoya las manos a ambos lados de la cabeza de tu compañero justo por encima de las orejas, con las yemas de los dedos apoyadas en la coronilla. Aplica un poco de presión y luego empuja suavemente el cuero cabelludo hacia arriba. Repite con la base de las manos justo frente a las orejas. Coloca las palmas de las manos sobre las sienes, con los dedos estirados. Ejerciendo una suave presión, mueve las palmas trazando amplios círculos sobre las sienes. Repite este movimiento sobre las orejas aplicando una ligera presión. Para terminar, apoya las manos en la coronilla de tu compañero con los dedos hacia fuera y acaricia con suavidad el pelo hacia abajo, con una mano distinta cada vez.

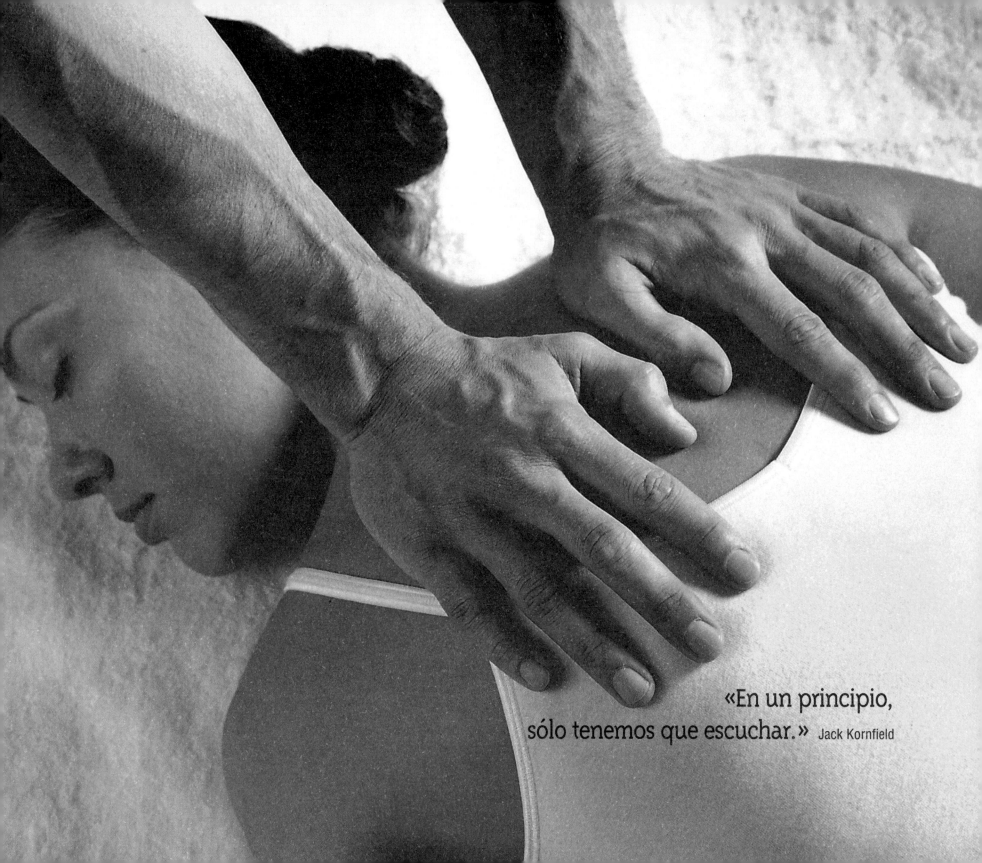

«En un principio,
sólo tenemos que escuchar.» Jack Kornfield

CONTACTO Y CONCENTRACIÓN

El shiatsu es una antigua terapia japonesa cuyo fin consiste en equilibrar el flujo de la energía *ki* (equivalente a *qi* o *chi*) a lo largo de los canales del cuerpo. Si tu compañero y tú os enfrentáis a una importante decisión —os planteáis la posibilidad de casaros, tener un hijo o cambiar de casa—, puede seros de ayuda el siguiente masaje. Contribuye a integrar el cerebro y el sistema nervioso, con lo cual se alivian la ansiedad, el nerviosismo, la confusión y las dudas. Para aseguraros de que ambos os beneficiáis plenamente del masaje, desconectad el teléfono y elegid una habitación tranquila en la que nada os perturbe.

EL MASAJE DE ESPALDA SHIATSU

Para este masaje se emplea una técnica de presión con las palmas de las manos en la que uno coloca las manos sobre el cuerpo de su compañero y hace fuerza ayudándose del peso de su propio cuerpo. Ponte ropa holgada que te permita libertad de movimientos. Tu compañero puede estar vestido o desnudo para recibir el masaje. Tendrá que tenderse en el suelo boca abajo sobre una superficie firme como el colchón de un futón o varias capas de mantas.

Arrodíllate a su lado y coloca las palmas de las manos a ambos lados de su cintura. Vuelca parte del peso de tu cuerpo en tus manos. Recorre lentamente la espalda en dirección al hueso sacro (la parte de la columna situada entre los huesos de las caderas) aplicando una presión firme conforme avanzas. A continuación, sitúate a horcajadas sobre tu compañero y entrelaza los dedos, apoya las manos sobre el hueso sacro y presiona hacia abajo con firmeza haciendo uso del peso de tu cuerpo.

Dedícate ahora a la cabeza de tu compañero, manteniendo una mano en su espalda para tranquilizarlo. Arrodíllate y coloca las manos entre sus omoplatos. Presiona hacia abajo firmemente. Luego coloca las manos a ambos lados de la columna (como se indica en la página anterior) y ve deslizando las manos a lo largo de la espalda. Inclínate hacia delante para mantener el peso del cuerpo centrado en las manos.

Debéis turnaros para dar el masaje, para que los dos disfrutéis de los beneficios del mismo. Mientras lo lleváis a cabo, hablad del problema sobre el que tenéis que tomar una decisión: el masaje os ayudará a sentiros relajados y centrados, más en sintonía el uno con el otro y, por lo tanto, os resultará más fácil tomar una decisión en la que ambos estéis de acuerdo.

EL SEXO Y LA ESPIRITUALIDAD

En Occidente, hemos colocado demasiadas expectativas en el sexo. Las revistas, los libros, las películas, la televisión y la publicidad nos llevan a creer que la intimidad sexual debe satisfacer nuestras necesidades de amor, pasión, emoción y romanticismo. Practicar sexo de manera satisfactoria viene a ser sinónimo de felicidad, alegría y éxito, y en el caso contrario —o ante la falta de sexo— se piensa en desgracia, insatisfacción y fracaso personal.

El enfoque de algunas disciplinas orientales, por el contrario, está mucho menos centrado en los objetivos. Por ejemplo, el arte hindú del tantrismo (y el arte chino del taoísmo) considera que el sexo es una unión de dos fuerzas iguales pero contrarias, la masculina y la femenina. En el tantrismo, dichas fuerzas se conocen como *shiva* y *shakti* (en el taoísmo se denominan *yin* y *yang*). La unión sexual se percibe como el logro de un equilibrio de energías y, como tal, se considera vital para la salud física y espiritual.

EL ENFOQUE TÁNTRICO DEL SEXO

Según el tantrismo, el sexo supone un valioso modo de aprovechar la energía para conseguir un estado de consciencia superior, o iluminación. Al prolongar el juego sexual, evitar el orgasmo y la eyaculación y controlar la respiración, quienes lo practican transforman el sexo en un acto meditativo que contribuye al desarrollo espiritual.

Para muchas parejas, la única finalidad del sexo es alcanzar el orgasmo; esto no sólo puede entrañar, tanto para el hombre como para la mujer, la presión de obtener un rendimiento y hacer que ambos se sientan ineptos si no alcanzan el clímax, sino que buscar el orgasmo representa además un brusco punto final del placer sensual.

El tantrismo propugna una técnica conocida como «cabalgar sobre la cresta de la ola», que permite a las parejas hacer el amor durante horas antes de llegar al clímax, o sin que llegue a alcanzarse. Algunas personas descubren que el hecho de eliminar la «necesidad» del orgasmo aumenta el vínculo existente entre ambos.

CÓMO CABALGAR LA OLA

El propósito de «cabalgar la ola» es lograr un estado meditativo durante el sexo. Lo ideal sería aprender dicha técnica de un experto, pero es posible practicar una versión propia empleando los siguientes consejos.

En primer lugar, prepárate para el sexo con un precalentamiento lento y sensual. Daos de comer el uno al otro alimentos exóticos y turnaos para lavar y masajear con aceites aromáticos el cuerpo de vuestro compañero; eso ayuda a crear un estado de ánimo de completa intimidad y relajación.

Sentaos el uno frente al otro en el suelo, con las piernas cruzadas, y concentraos en silencio en vuestra respiración. Pasados unos instantes, colocad la mano derecha suavemente sobre el pecho del otro, justo encima del corazón. Notad el calor de la piel del otro. Empezad a sincronizar la respiración; concentraos en la ascensión y el descenso de las inspiraciones y las espiraciones. Sed conscientes de los latidos del corazón del otro a través de las palmas de las manos. Respirad despacio y de forma abdominal, miraos fijamente a los ojos y centrad vuestros pensamientos en el otro.

Imagina que tus sentimientos de amor se vierten en el compañero a través de tus manos, y que su amor se vierte en ti del mismo modo.

Cuando estéis listos para hacer el amor, una de las posturas aconsejables es aquella en la que el hombre permanece sentado con las piernas cruzadas y la mujer se sienta encima de él con las piernas alrededor de su cintura. Esta postura permite que todo el tiempo os miréis y que meditéis el uno acerca del otro.

Para mantener la intensidad erótica, la mujer puede contraer los músculos vaginales alrededor del pene del hombre. Si éste se excita demasiado, puede evitar la eyaculación concentrándose en la respiración y alargando la espiración. Si el hombre se cansa, puede tenderse de espaldas mientras la mujer se sienta a horcajadas sobre él. Ten en cuenta que tu objetivo, en última instancia, no es alcanzar el orgasmo sino disfrutar de una sensación de fuerte unión con tu compañero.

«Mientras existe el deseo de ganar... existen la ansiedad, el dolor y el miedo.» Jiddu Krishnamurti

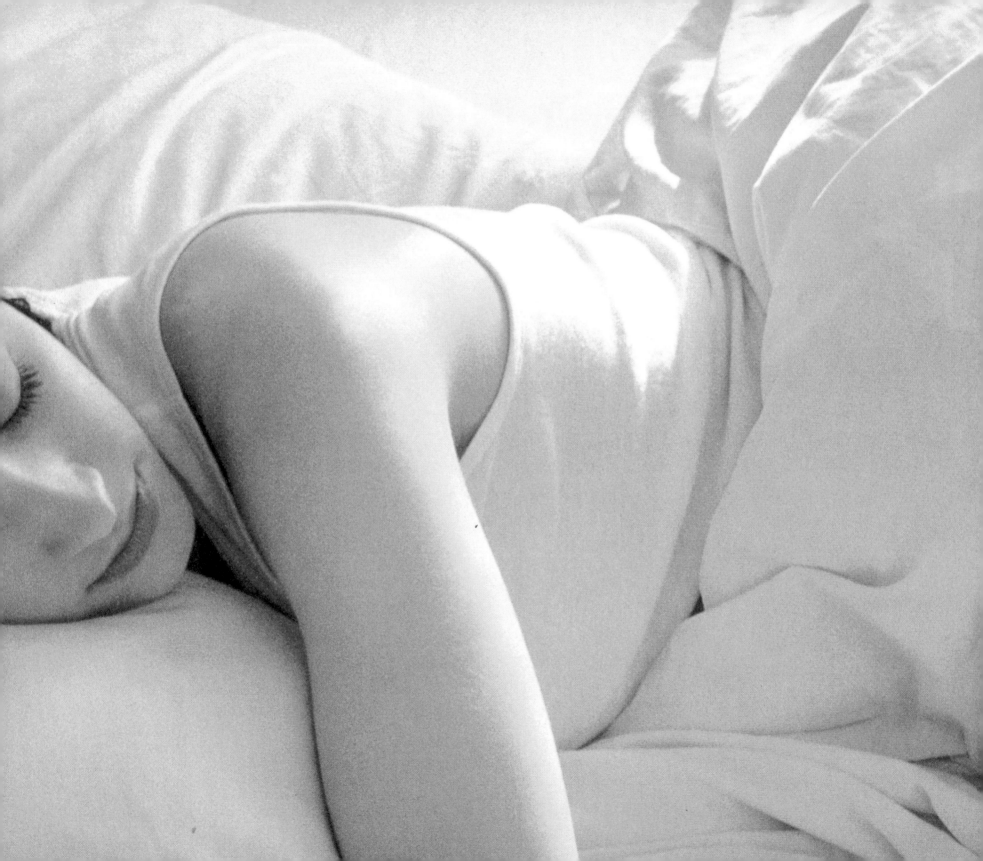

DORMIR

La clave para una buena noche de descanso es la completa relajación física y mental

durante el período de disminución de la actividad anterior al momento de acostarse.

Los músculos de todo el cuerpo pueden cargarse de tensión durante los largos perío-

dos que permanecemos sentados o de pie en el trabajo, y con frecuencia la mente es-

tá activa procesando lo sucedido durante la jornada o rumiando problemas.

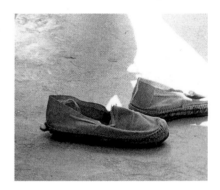

En este capítulo se muestra cómo librarse del estrés, de la tensión y de la an-

siedad, y cómo prepararse para dormir valiéndose de una amplia gama de técni-

cas y terapias, desde la respiración yóguica hasta ejercicios de estiramiento y el

feng shui. Después de disfrutar de una buena noche de descanso, te despertarás

sintiéndote fresco y listo para enfrentarte a un nuevo día.

REDUCIR LA ACTIVIDAD

Es importante que reserves algo de tu tiempo al finalizar el día para reducir la actividad y relajarte, como preparación para irte a la cama. Si intentas acostarte justo después de trabajar o de ver la televisión, descubrirás que tu mente está abarrotada de ideas y tu cuerpo todavía permanece tenso. También has de evitar tomar café o hacer ejercicio intenso a horas demasiado tardías, ya que ello puede estimular tu mente y tu cuerpo. Escoge más o menos una hora de «tiempo de tranquilidad» que puedas dedicar a actividades descansadas como la lectura, el yoga o la meditación.

RELAJA LOS MÚSCULOS

La relajación muscular progresiva es un modo concienzudo y sistemático de liberar el cuerpo de tensiones. Túmbate de espaldas en la postura del cadáver (*véase* pág. 93), permanece así durante unos segundos para relajarte y luego flexiona los pies, agárrate los dedos de los mismos, e intenta tensarlos todo lo que te sea posible. Al cabo de unos cinco segundos, deja que tus pies se relajen y se queden totalmente flojos, y nota cómo van perdiendo la tensión. Piensa que tienes los pies calientes y pesados, y disfruta de la sensación que eso te causa. Procura ser consciente de las sensaciones contrarias propias de la tensión y la relajación, ya que esa consciencia constituye la clave para aprender a relajarse a voluntad.

A continuación, repite el proceso de tensar y relajar con las pantorrillas y ve ascendiendo por el cuerpo, concentrándote en un conjunto de músculos cada vez: los muslos, los glúteos, los músculos de la pelvis, el abdomen, la parte baja de la espalda, el pecho, la parte alta de la espalda, las manos, los antebrazos, los brazos, los hombros y la garganta. Cuando llegues al rostro, abre mucho la boca y saca la lengua todo lo que puedas, luego cierra la boca, vuelve los ojos hacia arriba y frunce el entrecejo. A continuación, relaja toda la cara y el cuero cabelludo. Siente cómo la cabeza se apoya en el suelo.

A estas alturas deberás tener la sensación de que el cuerpo te pesa y descansa sobre el suelo. Pasa todo el tiempo que quieras inmerso en ese estado de relajación. Imagina que tu mente es como un foco de luz que va recorriendo tu cuerpo de arriba abajo en busca de áreas de tensión. Cuando detecte una, recuerda lo que sentiste al liberar la tensión y trata de experimentar esa sensación de nuevo.

RESPIRA PARA DORMIRTE

Hay un ejercicio de respiración yóguica denominado respiración Brahmari (también conocido como respiración de zumbido de abeja, pues «Brahmari» significa abeja) que ayuda a inducir un ligero estado meditativo antes de acostarse. Al espirar, debes hacer un ruido semejante a una abeja; eso te llevará a sentirte tranquilo y relajado. La respiración Brahmari también libera la tensión de los músculos del cuello, la garganta, la parte superior de la espalda y los hombros, que puede haberse acumulado a lo largo del día.

Siéntate en el suelo con las piernas cruzadas y tápate los oídos con los dedos. Inspira y espira varias veces, concentrándote en el sonido de tu respiración. Fíjate en que suena distinta con los oídos cerrados, un sonido que resulta calmante en sí mismo. A continuación, en la próxima espiración haz un ruido de zumbido. Juega con el tono y el volumen hasta que el zumbido resulte calmante. Sigue haciendo ese ruido al espirar hasta que te parezca que tus pulmones están casi vacíos. Luego inspira. Repítelo diez veces.

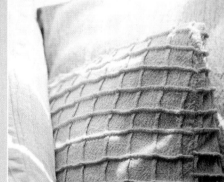

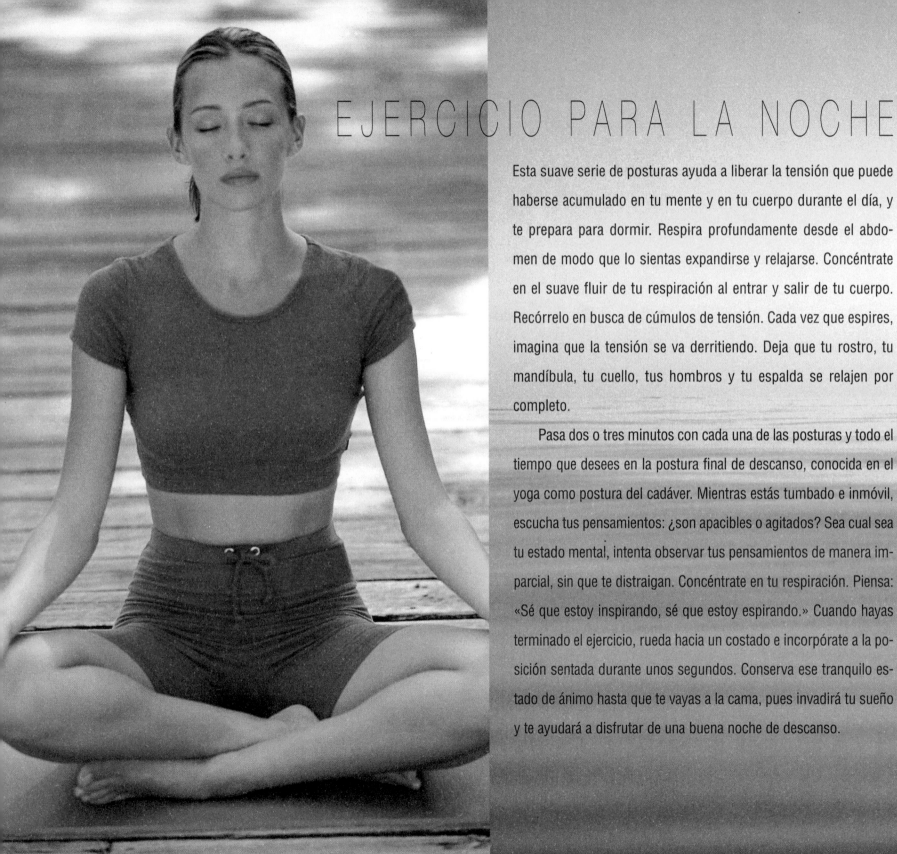

EJERCICIO PARA LA NOCHE

Esta suave serie de posturas ayuda a liberar la tensión que puede haberse acumulado en tu mente y en tu cuerpo durante el día, y te prepara para dormir. Respira profundamente desde el abdomen de modo que lo sientas expandirse y relajarse. Concéntrate en el suave fluir de tu respiración al entrar y salir de tu cuerpo. Recórrelo en busca de cúmulos de tensión. Cada vez que espires, imagina que la tensión se va derritiendo. Deja que tu rostro, tu mandíbula, tu cuello, tus hombros y tu espalda se relajen por completo.

Pasa dos o tres minutos con cada una de las posturas y todo el tiempo que desees en la postura final de descanso, conocida en el yoga como postura del cadáver. Mientras estás tumbado e inmóvil, escucha tus pensamientos: ¿son apacibles o agitados? Sea cual sea tu estado mental, intenta observar tus pensamientos de manera imparcial, sin que te distraigan. Concéntrate en tu respiración. Piensa: «Sé que estoy inspirando, sé que estoy espirando.» Cuando hayas terminado el ejercicio, rueda hacia un costado e incorpórate a la posición sentada durante unos segundos. Conserva ese tranquilo estado de ánimo hasta que te vayas a la cama, pues invadirá tu sueño y te ayudará a disfrutar de una buena noche de descanso.

EJERCICIO PARA
LA NOCHE

1   Túmbate de espaldas. Estira los brazos por detrás de la cabeza. Junta las plantas de los pies y deja que las rodillas se separen.

2   Alza las rodillas hasta el pecho y rodéalas con los brazos. Haz pequeños movimientos de vaivén a un lado y a otro.

3   Regresa al centro y coloca las manos encima de las rodillas. Muévelas en círculos (la una en sentido contrario a la otra). Empieza con círculos pequeños y ve ampliándolos de manera gradual. Luego cambia de sentido.

4   Vuelve a alzar las rodillas hasta el pecho y sujétalas con las manos. Balancéate adelante y atrás en movimientos amplios, de modo que al ir hacia delante te apoyes sobre los glúteos y al ir hacia atrás sobre los omoplatos. Eso ayuda a eliminar la tensión de los grandes músculos de la espalda.

5   Túmbate de espaldas con las piernas un poco separadas y las manos alejadas del cuerpo, con las palmas hacia arriba. Deja que todo tu cuerpo se hunda en el suelo. Cierra los ojos y concéntrate en la respiración.

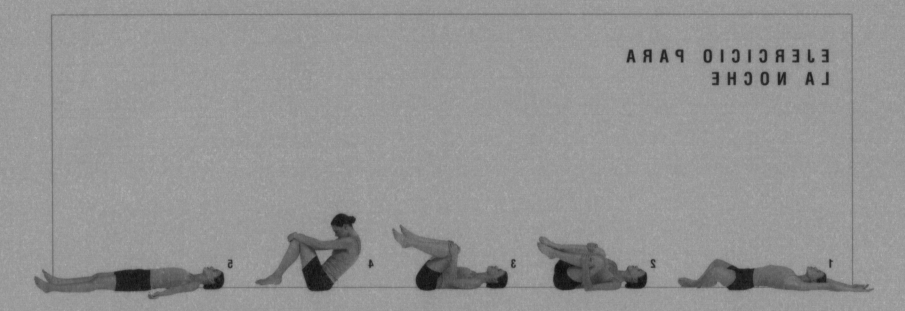

1 Túmbate de espaldas. Estira los brazos por detrás de la cabeza. Junta las plantas de los pies y deja que las rodillas se separen.

2 Alza las rodillas hasta el pecho y rodéalas con los brazos. Haz pequeños movimientos de vaivén a un lado y a otro.

3 Regresa al centro y coloca las manos encima de las rodillas. Muévelas en círculos (la una en sentido contrario a la otra). Empieza con círculos pequeños y ve ampliándolos de manera gradual. Luego cambia de sentido.

4 Vuelve a alzar las rodillas hasta el pecho y sujétalas con las manos. Balancéate adelante y atrás en movimientos amplios, de modo que al ir hacia delante te apoyes sobre los glúteos y al ir hacia atrás sobre los omoplatos. Eso ayuda a eliminar la tensión de los grandes músculos de la espalda.

5 Túmbate de espaldas con las piernas un poco separadas y las manos alejadas del cuerpo, con las palmas hacia arriba. Deja que to- do tu cuerpo se hunda en el suelo. Cierra los ojos y concéntrate en la respiración.

«El carro de la mente lo arrastran caballos salvajes, y a esos caballos salvajes hay que domarlos.»

Svetasvatara Upanishad

REFLEXIONES SOBRE LA JORNADA

A lo largo del día surgen pequeños problemas y leves irritaciones que pueden ir acumulándose de tal modo que, al llegar la noche, uno se siente casi abrumado por ellos. Esto puede afectar la calidad del sueño e incluso impedirnos dormir. Si deseas gozar de una buena noche de descanso, necesitas despejar de tu cabeza los pensamientos negativos antes de irte a la cama. Imagina que tu mente es un fregadero lleno de agua sucia.

LIMPIAR LA MENTE

Poco antes de irte a la cama, siéntate en un lugar tranquilo en el que puedas estar a solas con tus pensamientos. Imagina que la jornada ha sido un viaje que dio comienzo en el momento de despertarte. A continuación, repite mentalmente dicho viaje. Empieza con la sensación que experimentaste al despertarte por la mañana: ¿estabas relajado y descansado, o se te hizo tarde y tuviste que ir a la carrera? Si tuviste que desplazarte en algún vehículo hasta el trabajo: ¿qué tal fue el viaje? ¿Cómo se desarrolló el resto de la jornada? ¿A qué obstáculos has tenido que enfrentarte y cómo los has superado? ¿Cómo te sientes esta noche? ¿En qué estado de ánimo te encuentras ahora?

Durante este proceso de reflexión, tal vez descubras que tus pensamientos se centran en los momentos de estrés que has tenido a lo largo del día y que comienzas a revivir las preocupaciones o las ideas que te perturban. Intenta repasar esos momentos perturbadores de forma constructiva: examina la causa del problema, observa cómo reaccionaste y qué sucedió como consecuencia de ese comportamiento tuyo. Los psicólogos denominan este proceso el «método ABC»: A significa «antecedente», B significa «conducta» (*behavior* en inglés) y C significa «consecuencia».

Supongamos, por ejemplo, que tu tren se retrasa (antecedente), te enfadas y discutes con el jefe de la estación (conducta) y eso eleva tu nivel de estrés de tal manera que, cuando por fin llegas al trabajo, te muestras irritable con tus compañeros y tienes dificultades para concentrarte (consecuencia). A continuación, concéntrate en cómo podrías haber evitado ese resultado negativo modificando tu conducta. En este caso, el hecho de que tu tren se retrasara era algo que escapaba a tu control, podrías haber mostrado una conducta distinta aceptando el retraso con ecuanimidad y tranquilizándote leyendo un libro o tomando notas para la jornada que tenías por delante.

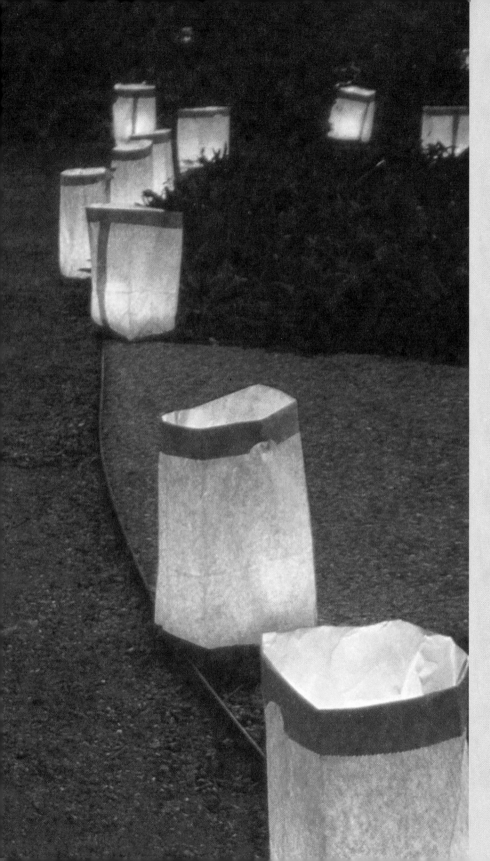

Intenta aplicar el método ABC a todos los aspectos de tu jornada, y una vez que lo hayas hecho, decide eliminar todo suceso que te perturbe; imagina que desaparece por el aire igual que un globo, empequeñeciéndose a medida que asciende, hasta que por fin desaparece de la vista. Puedes abordar las ansiedades persistentes escribiéndolas en una lista. Si necesitas hacer algo para resolver un problema, escríbelo aparte, en una columna que diga «cosas que tengo que hacer». Luego puedes decirte a ti mismo que ya has exteriorizado el contenido de tu mente y que ya puedes dejar ir las preocupaciones del día y relajarte de verdad.

Una vez que hayas terminado de reflexionar sobre la jornada de esta manera, centra tus pensamientos al presente y recuérdate a ti mismo que estás sentado a solas en un estado mental apacible. En lugar de preocuparte por acontecimientos pasados o futuros, intenta sentirte de verdad en el momento presente.

Pon fin a las reflexiones sobre la jornada rezando una breve plegaria o simplemente expresa un sentimiento que deseas decirte a ti mismo: «Ayúdame a aceptar aquellos aspectos de mí mismo que no puedo cambiar, para que pueda dedicar todas mis energías a mejorar las cosas que sí puedo cambiar.»

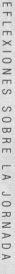

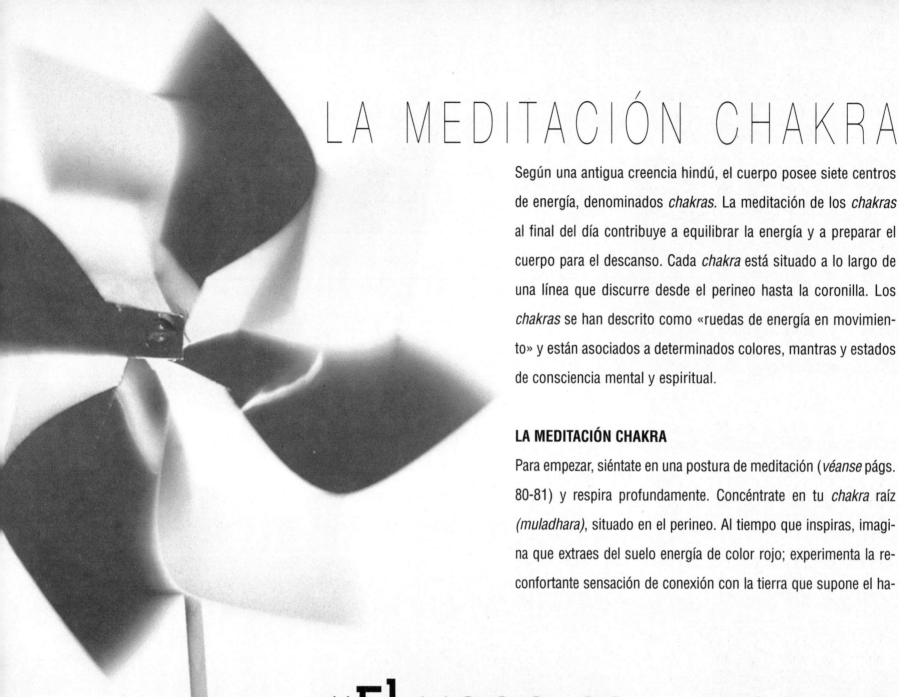

LA MEDITACIÓN CHAKRA

Según una antigua creencia hindú, el cuerpo posee siete centros de energía, denominados *chakras*. La meditación de los *chakras* al final del día contribuye a equilibrar la energía y a preparar el cuerpo para el descanso. Cada *chakra* está situado a lo largo de una línea que discurre desde el perineo hasta la coronilla. Los *chakras* se han descrito como «ruedas de energía en movimiento» y están asociados a determinados colores, mantras y estados de consciencia mental y espiritual.

LA MEDITACIÓN CHAKRA

Para empezar, siéntate en una postura de meditación (*véanse* págs. 80-81) y respira profundamente. Concéntrate en tu *chakra* raíz *(muladhara)*, situado en el perineo. Al tiempo que inspiras, imagina que extraes del suelo energía de color rojo; experimenta la reconfortante sensación de conexión con la tierra que supone el ha-

«El yoga es... una paz q

cerlo. Mientras espiras, imagina que la energía da vueltas en torno a tu perineo e irradia hacia fuera. El *chakra* raíz rige las necesidades físicas, meditar sobre él alivia la tensión muscular. A continuación, cada vez que inspires, imagina que trasladas la energía hasta los *chakras*, de uno en uno (tal como se describe más adelante) y que ves cómo dicha energía cambia de color. Cada vez que espires, visualiza cómo la energía rota y brilla con mayor intensidad.

Desde el *chakra* raíz, imagina que llevas la energía hasta el *chakra* del bazo *(swadhisthana)*, situado en el abdomen. Visualiza cómo la energía cambia al color naranja. Este *chakra* es el centro de la creatividad y de la energía sexual, y meditar sobre él nos libera del egoísmo y de los deseos sensuales. Acto seguido, lleva la energía hasta el *chakra* del plexo solar *(manipura)*, situado justo debajo del pecho, donde pasará a ser de color amarillo. Este *chakra* controla la voluntad y la ambición. Meditar sobre él fortalece la voluntad y el dominio de uno mismo. A continuación, vi-

sualiza cómo la energía se desplaza hasta el *chakra* del corazón *(anahata)* y se torna verde. Este *chakra* rige las emociones, y meditar sobre él libera los sentimientos negativos como la ira y ayuda a cultivar el amor, la empatía y la compasión. Deja que la energía ascienda hasta el *chakra* de tu garganta *(vishuddi)* y se vuelva azul. Este *chakra* rige la comunicación y meditar sobre él estimula la expresión y nos ayuda a comunicarnos con los demás.

Luego lleva la energía hasta el *chakra* del tercer ojo *(ajna)*, situado entre los ojos, donde cambiará al color añil. Éste es el centro de la intuición y de los poderes psíquicos. Meditar sobre él aporta realización personal, sabiduría interior y una profunda sensación de paz espiritual.

Lleva la energía hasta el *chakra* de la coronilla *(sahasrara)*, situado en lo alto de la cabeza. Verás cómo se vuelve violeta. Este *chakra* nos une al universo. Imagina que la energía adquiere un tono dorado que se irradia hacia fuera y envuelve todo tu ser.

e siempre es la misma.» Bhagavad Gita

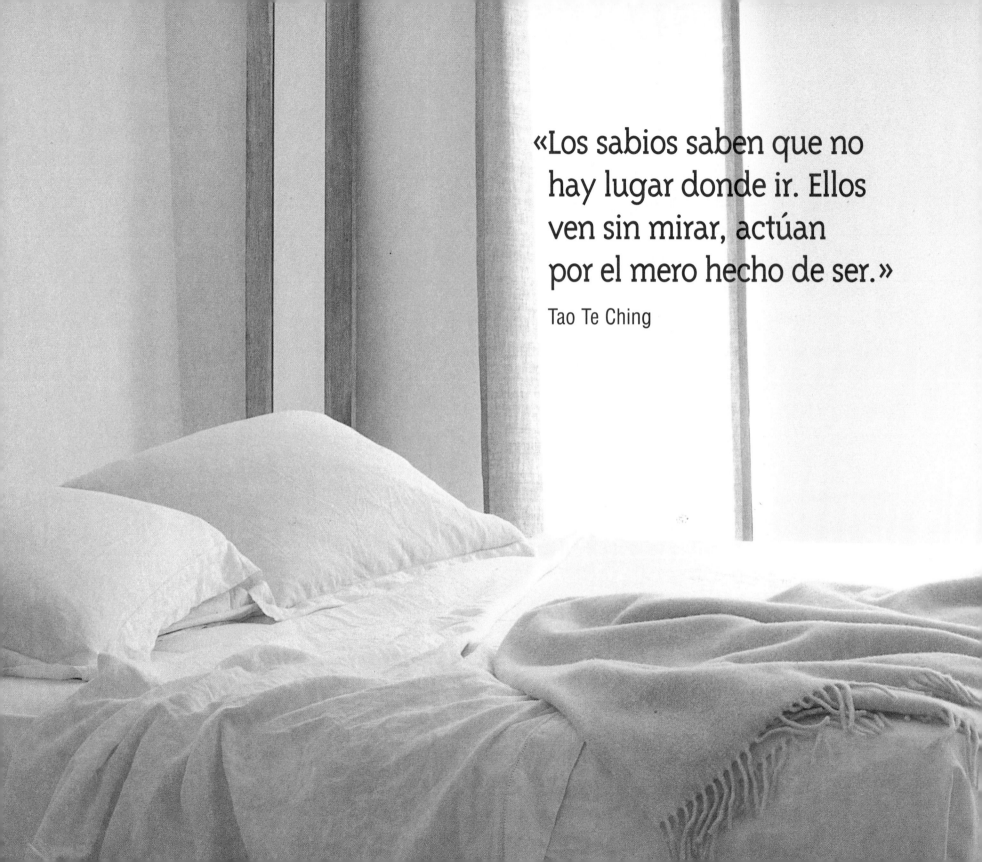

«Los sabios saben que no hay lugar donde ir. Ellos ven sin mirar, actúan por el mero hecho de ser.»

Tao Te Ching

CREA UN REMANSO DE PAZ

El lugar donde duermes ha de ser un refugio en el que te sientas en paz, tengas intimidad y seguridad. Los principios del feng shui —el arte chino de colocar los objetos— pueden aplicarse al dormitorio con la misma facilidad que al lugar de trabajo (*véase* pág. 38). Por ejemplo, al igual que con el lugar de trabajo, los expertos en feng shui opinan que el dormitorio debe estar libre de acumulaciones, lo cual posibilita que la energía *chi* circule mientras dormimos y que nos recargue para el día siguiente. Pero, a diferencia del entorno laboral, el *chi* no debe ser demasiado intenso, pues puede impedirnos dormir. Se dice que el *chi* pasa directamente entre la puerta y la ventana, de modo que hay que evitar situar la cama entre las dos.

Si tu cama dispone de espacio debajo, los que practican el feng shui recomiendan dejar libre esa zona para permitir que el *chi* fluya sin obstáculos. La cama debe tener un cabezal de madera maciza que proteja nuestro *chi* personal y lo recargue mientras dormimos. Para contribuir a que nos sintamos más seguros —y por lo tanto más relajados—, los expertos en feng shui aconsejan que la cama esté colocada de modo que veamos la puerta al estar acostados, con el cabezal pegado a la pared.

La simetría es un aspecto importante del feng shui. Lo ideal sería que existiera un espacio a ambos lados de la cama y que las mesillas de noche y las lámparas hicieran juego. Sin embargo, los espejos en el dormitorio plantean un problema, ya que se cree que absorben nuestro *chi* mientras dormimos. Hay que evitar poner un espejo en un sitio donde pueda reflejar nuestro *chi* hacia nosotros. Si es posible, colócalo en el interior de la puerta de un armario.

La mejor manera de arreglar el dormitorio es aquella que agrade a tus sentidos y genere sensaciones de calidez emocional y sensualidad. Rodéate de texturas naturales como el algodón, el lino, la seda, la lana, el mohair y el cachemir. Si te gusta dormir bajo muchas capas de ropa, cubre la cama con chales que sean sensuales y agradables al tacto. Compra un colchón de buena calidad que no sea sintético, sino de materias naturales como el pelo de caballo o la fibra de coco, y cerciórate de que proporciona un apoyo firme para tu columna vertebral.

Crea el estado de ánimo adecuado decorando tu dormitorio con tus colores favoritos. El naranja suave y el terracota son relajantes, el rojo vivo estimula la pasión, y el azul es calmante y tranquilizador. También puedes influir en tu estado de ánimo haciendo uso de aceites esenciales.

POSTURAS PARA DORMIR

Los hábitos de sueño están profundamente arraigados y puede resultar difícil romper antiguas rutinas. Si te despiertas rígido y dolorido, simplemente corrígete a ti mismo cada vez que descubras que estás tumbado en la postura de siempre.

Según ciertos teóricos del yoga, lo mejor es dormir de costado, ya que ello estimula la respiración profunda a través de la nariz, en lugar de la respiración superficial por la boca. Dormir de espaldas puede exagerar la curvatura de la parte inferior de la columna, lo cual provocará dolores, sobre todo en aquellas personas que sufren problemas de espalda. No obstante, si sólo te resulta posible dormir de espaldas, colocando una almohada firme debajo de las rodillas podrás reducir al mínimo la curvatura de la parte baja de la espalda evitando así dicho problema. Un error común es acumular demasiadas almohadas: desalinea el cuello y la columna y puede causar tensión en el cuello. Los expertos en yoga recomiendan descansar con la cabeza apoyada en una sola almohada firme, que tenga la misma altura que el hombro.

Las posturas para dormir que se indican a continuación se derivan de posturas de yoga. La primera, la posición prona, es la mejor para echar una siesta. Tiéndete boca abajo con la cabeza a un lado, las piernas ligeramente separadas y los brazos en los costados, un poco apartados del cuerpo. (Una variación de esta postura es levantar los brazos por encima de la cabeza, y flexionarlos de ser necesario, pero evitando apoyar la cabeza en ellos, ya que eso puede reducir la circulación y causar hormigueo en las manos.)

Las siguientes posturas, la relajada de costado (página de la derecha) y la postura del cadáver modificada, resultan adecuadas para dormir toda la noche. Para la postura relajada de costado, túmbate de lado con una almohada bajo la cabeza. Flexiona la rodilla que está encima, de manera que se forme un ángulo recto entre el muslo y la espinilla, y apóyala por delante de ti. (Si estás embarazada o sufres algún problema de espalda, coloca una almohada debajo de esa rodilla, para mayor comodidad.) Flexiona ligeramente la pierna de abajo. Apoya el brazo superior sobre el diafragma y estira el otro hacia delante.

Para adoptar la postura del cadáver modificada, túmbate de espaldas con las piernas un poco abiertas y las manos separadas del cuerpo, con las palmas hacia arriba. Apoya la cabeza sobre una almohada para alinearla con la columna y coloca una segunda almohada bajo las rodillas.

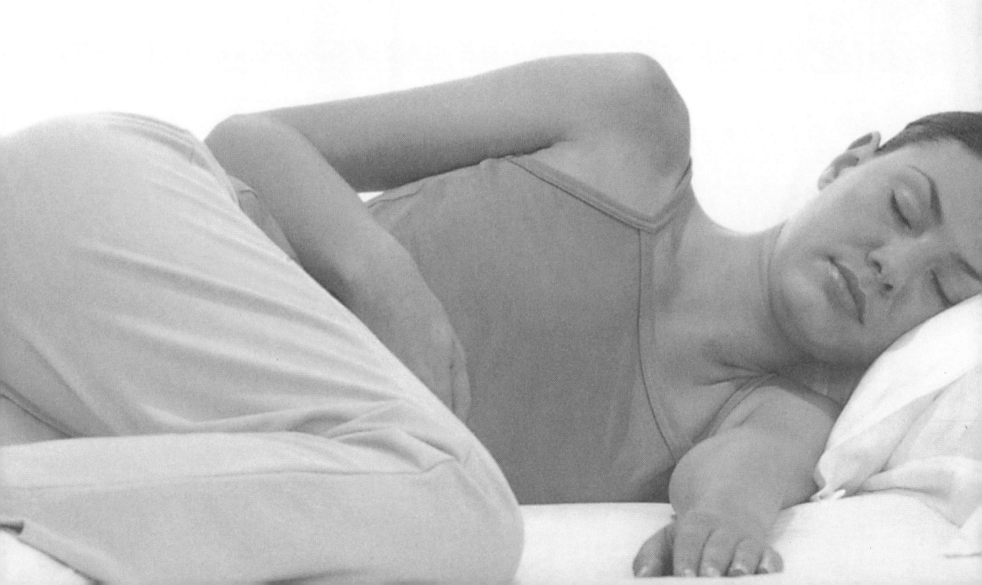

«El estado de sueño profundo es de unidad, una masa de consciencia silenciosa hecha de paz y que disfruta la paz.» Mandukya Upanishad

VISUALIZACIONES PARA DORMIR

A pesar de todo lo que hayas hecho para entrar en un estado mental apacible, preparado para dormir, es posible que al tumbarte en la cama descubras que ciertos pensamientos molestos o repetitivos todavía te mantienen despierto. Cuanto más te esfuerces por detener ese flujo de pensamientos, más esquivo será el sueño. Una solución consiste en emplear técnicas de visualización para tranquilizar nuestra mente inquieta. Lo único que hace falta es imaginación. Idea un lugar que te resulte descansado y calmante. Dicha imagen, que puede ser una playa desierta o un prado de hierba junto a un arroyo en la montaña, desplaza tus pensamientos perturbadores e induce a un estado de tranquilidad mental.

Intenta dotar esa imagen mental de todos los detalles posibles, para tener la sensación de estar allí de verdad. ¿Qué sensación te produce la arena bajo los pies? Si contemplas el mar, ¿qué ves en el horizonte? Sea lo que sea lo que visualices, ése es tu lugar especial y podrás regresar a él siempre que quieras.

CÓMO ESCOGER UNA VISUALIZACIÓN

Muchas personas descubren que los paisajes naturales y serenos, como un claro en el bosque, un lago o un jardín, conducen de modo especial a un estado de descanso mental. Pero no es necesario que visualices una escena rural: tu lugar especial puede ser una iglesia, un templo, tu habitación favorita de la casa, o incluso una silla de dicha habitación. Podrías escoger un escenario de tu pasado que te resulte particularmente hermoso o pacífico y que asocies con tiempos felices.

Hay otras visualizaciones que tal vez te resulten de utilidad. Piensa, por ejemplo, en un gato o en un bebé dormidos: los dos respiran de manera profunda y rítmica cuando duermen, disfrutan de una paz y una relajación totales. Imagina que tú también te abandonas al sueño de la misma forma. Visualiza cómo tu cuerpo va convirtiéndose en agua poco a poco y se va extendiendo por el suelo como un enorme charco, o piensa en un color sereno como el azul o el verde; imagina que va filtrándose en el interior de tu cuerpo con cada inspiración.

CÓMO ELIMINAR LOS PENSAMIENTOS NEGATIVOS

En lugar de desplazar los pensamientos negativos con imágenes positivas, puedes visualizar los pensamientos negativos e imaginar que se disipan; es muy útil cuando te resulta difícil mantener

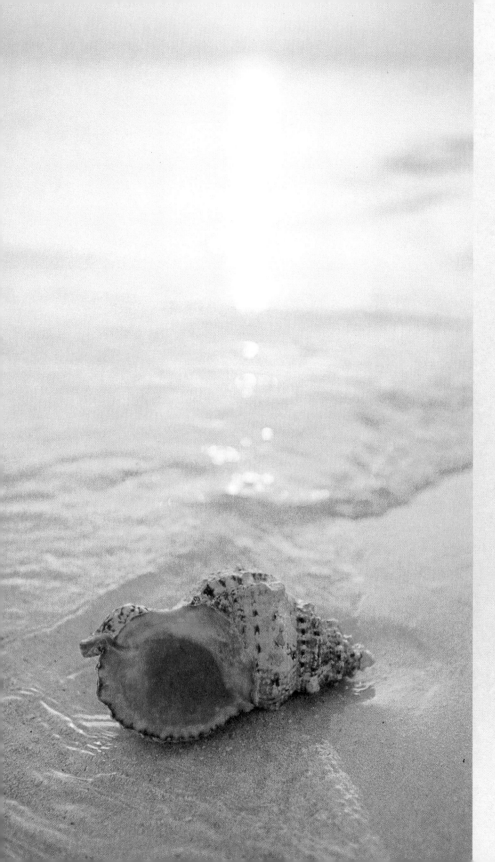

una imagen mental positiva. Podrías imaginar, por ejemplo, que tus pensamientos son burbujas en un vaso de gaseosa. Observa cómo ascienden desde el fondo hasta la superficie. Deja que desaparezcan al contactar con el aire. Imagina que esas burbujas van reduciéndose hasta que el vaso de gaseosa se queda completamente inmóvil. También puedes imaginar que tus pensamientos son hojas barridas de tu línea visual por el viento. Mira cómo pasan volando frente a ti en forma de ráfagas; imagina poco a poco que cada vez hay menos hojas, hasta que ya sólo pasan de una en una. No intentes seguirlas en tu mente, sólo deja que se vayan.

Si hay un problema concreto que estás intentando superar, imagina que tienes una cajita con una cerradura y una llave. Visualiza el problema con la forma de un objeto tangible. Por ejemplo, una preocupación debida a una futura presentación en el trabajo puede representarse mediante un rotulador. Toma el objeto e imagina que lo introduces con todo cuidado dentro de la caja, y visualiza cómo cierras la tapa de la misma y haces girar la llave en la cerradura. A continuación, imagina que colocas la caja en un cajón oscuro diciéndote a ti mismo que la sacarás de ahí cuando estés preparado para afrontar el problema.

BIBLIOGRAFÍA

Bhagavad Gita, Trotta, Madrid, 2002.

BREWER, SARAH: *Cuida tu alimentación*, Ediciones B, Barcelona, 1998.

BROWN, SIMON: *El libro del feng shui*, Javier Vergara Editor, 2002.

CALLE, RAMIRO A.: *Yoga y salud*, Alianza Editorial, Madrid, 1997.

CHANG, JOLAN: *El tao del amor y del sexo*, Plaza & Janés Editores, Barcelona, 1997.

GEORGE, MIKE: *Aprender a relajarse*, Ediciones Oniro, Barcelona, 1999.

HALL, MARI: *Reiki*, Ediciones Robinbook, Barcelona, 1998.

IYENGAR, B. K. S.: *Luz sobre el pranayama*, Kairós, Barcelona, 1997.

KORNFIELD, JACK: *Después del éxtasis, la colada*, La Liebre de Marzo, Barcelona, 1997.

KRISHNAMURTI, JIDDU: *La madeja del pensamiento*, Edhasa, Barcelona, 1991.

LACROIX, NITYA: *El arte del sexo tántrico*, Ediciones B, Barcelona, 1998.

LACROIX, NITYA: *Relajación*, Javier Vergara Editor, 1999.

LALVANI, VIMLA: *Yoga clásico*, Grijalbo Mondadori, Barcelona, 1997.

LAO TSE: *Tao Te Ching*, Piatkus, Martínez Roca, Barcelona, 1999.

MCFARLANE, STEWART: *Manual del t'ai chi*, Javier Vergara, 1998.

MAXWELL HUDSON, CLARE: *Aromaterapia y masaje*, Ediciones B, Barcelona, 1995.

MEAUX, KIA: *Manual de yoga dinámico*, Javier Vergara Editor, 2002.

MITCHELL, EMMA: *Energía: un nuevo camino a la salud y la vitalidad*, Naturart, Barcelona, 1999.

NHAT HANH, THICH: *Hacia la paz interior*, Nuevas Ediciones de Bolsillo, Barcelona, 2000.

OZANIEC, NAOMI: *Meditación*, Javier Vergara Editor, 1999.

PAYNE, FIONA: *Vida sana*, Javier Vergara Editor, 2001.

POLUNIN, MIRIAM: *Alimentos sanos*, Ediciones B, Barcelona, 1998.

POWELL, TREVOR: *Vivir sin estrés*, Ediciones B, Barcelona, 1998.

RINPOCHÉ, SOGYAL: *El libro tibetano de la vida y de la muerte*, Urano, Barcelona, 1994.

SEKIDA, KATSUKI: *Za zen*, Kairós, Barcelona, 1992.

SMITH, KAREN: *Masaje: el poder curativo del tacto*, Naturart, Barcelona, 2000.

TOO, LILLIAN: *Feng shui para la vida*, Javier Vergara Editor, 2000.

WATTS, ALAN: *Hablando de zen*, Sirio, Málaga, 1996.

WILKINSON, GREG: *El estrés*, Ediciones B, Barcelona, 1999.

ÍNDICE

AGRADECIMIENTOS

Créditos fotográficos

Los editores desean dar las gracias a las siguientes personas y bibliotecas fotográficas por haberles concedido permiso para reproducir su material. Se ha tenido sumo cuidado a la hora de buscar a los propietarios del *copyright*. No obstante, si hemos omitido a alguien, pedimos disculpas por ello y prometemos, si se nos informa al respecto, hacer las correcciones oportunas en futuras ediciones.

1 Photonica/Neo Vision 5 Mainstream/Ray Main 6 izquierda Narratives/Jan Baldwin/Sophie Eadie 6 centro International Interiors/Paul Ryan (diseño: Jacqueline Morabito) 6 derecha Telegraph Colour Library/Justin Pumfrey 7 izquierda Telegraph Colour Library/Ericka McConnell 7 centro Stone/Jerome Ferraro 7 derecha Stone/James Darell 9 arriba izquierda Matthew Ward/DBP 9 arriba derecha Mainstream/Ray Main 9 abajo izquierda Mainstream/Ray Main 9 abajo derecha Photonica/Kazutomo Kawai 12 Narratives/Jan Baldwin/Sophie Eadie 13 Photonica/Kazutomo Kawai 14-15 Stone/Stephen Frink 16 Photonica/Neo Vision 16-19 Stone/Lorentz Gullachsen 17 Matthew Ward/DBP 20 Matthew Ward/DBP 21 Matthew Ward/DBP 22-23 Stone/Pierre Choiniere 24 IPC Syndication/David Brittain/Ideal Home 25 Matthew Ward/DBP 26-27 Stone/Reza Estakhrian 28 Matthew Ward/DBP 29 International Interiors/Paul Ryan (diseño: Jacqueline Morabito) 31 Matthew Ward/DBP 32 International Interiors/Paul Ryan diseño:

Jacqueline Morabito) 33 Photonica/Kaoru Mikami 34 Stone/Peter Nicholson 35 Matthew Ward/DBP 37 Stone/Colin Barker 39 Mainstream/Ray Main 40 Stone/Peter Dazeley 42-43 Mainstream/Ray Main (diseño: Mick Allen) 43 izquierda Matthew Ward/DBP 44 Matthew Ward/DBP 45 Matthew Ward/DBP 46 Matthew Ward/DBP 47 Matthew Ward/DBP 49 background Matthew Ward/DBP 49 izquierda y derecha Matthew Ward/DBP 51 Matthew Ward/DBP 52 Photonica/Koutaku 53 Matthew Ward/DBP 55 Photonica/Johner 57 Matthew Ward/DBP 58 Matthew Ward/DBP 62-63 Photonica/S S Yamamoto 60 Telegraph Colour Library/Justin Pumfrey 61 Mainstream/Ray Main 65 Corbis/Charles y Josette Lenars 66 Stone/Jim Franco 69 Stone/Elie Bernager 72-73 Matthew Ward/DBP 75 Stone/Victoria Pearson 76 Mainstream/ Ray Main 79 IPC Syndication/Peter Cassidy/Essentials 80 Matthew Ward/DBP 81 Matthew Ward/DBP 83 Matthew Ward/DBP 84 Mainstream/Ray Main 86 Matthew Ward/DBP 87 Matthew Ward/DBP 88-89 Stone/Robert Daly 92-93 Matthew Ward/DBP 95 Photonica/Neo Vision 96 Telegraph Colour Library/Ericka McConnell 97 Photonica/Masayoshi Hichiwa 99 Tim Winter 100 Stone/Amy Neunsinger 103 Sian Irvine/DBP 104 fondo Stone/Christel Rosenfeld 106 Photonica/Jane Yeomans 107 Sian Irvine/DBP 108 arriba Anthony Blake Photo Library/Tim Hill 108 abajo Stone/Chris Everard 110 William Lingwood/DBP 112 Matthew Ward/DBP 113 Photonica/Masayoshi Hichiwa 115 Sian Irvine/DBP

117 William Lingwood/DBP 118-119 William Lingwood/DBP 120 Stone/Victoria Pearson 123 abajo Image Bank/Antonio Rosario 123 arriba IPC Syndication/Victoria Gomez 124 Stone/Jerome Ferraro 125 Mainstream/Ray Main 127 Mainstream/Ray Main 128 Photonica/Taniguchi 129 Matthew Ward/DBP 131 Matthew Ward/DBP 132 Stone/Stuart McClymont 134-135 Narratives/Polly Wreford 137 Matthew Ward/DBP 138 Matthew Ward/DBP 142 Stone/James Darell 143 International Interiors/Paul Ryan (designer: Jacqueline Morabito) 144 Stone/Simon Battensby 145 Mainstream/Ray Main 146 Camera Press/Shaz 147 Matthew Ward/DBP 156-157 Matthew Ward/DBP 149 Photonica/Magnus Rietz 151 Corbis/Richard Cummins 152 Image Bank/M Tcherevkoff 154 International Interiors/Paul Ryan (diseño: Jacqueline Morabito) 158-159 Stone/Pete Seaward

Agradecimientos de los editores:

Ayudante de diseño: Suzanne Tuhrim
Peluquería y maquillaje: Dawn Lane
Modelos: Estelle Jaumotte y Jason Bailey (MOT)